·中医养生重点专科名医科普丛书·

总主编·肖 臻 郑培永

# 龙华中医谈心病

主 编 方邦江 屠亦文

副主编 郑 望 赵 平

编 委（以姓氏笔画为序）

王 蓓 邓博文 丛丽烨

孙 鼎 赵英利 戴彦诚

中国中医药出版社

·北 京·

**图书在版编目（CIP）数据**

龙华中医谈心病 / 方邦江，屠亦文主编 . —北京：中国中医药出版社，
2018.10

（中医养生重点专科名医科普丛书）

ISBN 978 - 7 - 5132 - 5103 - 7

Ⅰ . ①龙⋯　Ⅱ . ①方⋯　②屠⋯　Ⅲ . ①心病（中医）—中医临床—
经验—中国—现代　Ⅳ . ① R256.2

中国版本图书馆 CIP 数据核字（2018）第 153335 号

---

**中国中医药出版社出版**

北京市朝阳区北三环东路 28 号易亨大厦 16 层

邮政编码　100013

传真　010-64405750

廊坊市三友印务装订有限公司印刷

各地新华书店经销

开本 710×1000　1/16　印张 6　字数 86 千字

2018 年 10 月第 1 版　2018 年 10 月第 1 次印刷

书号　ISBN 978 - 7 - 5132 - 5103 - 7

定价　28.00 元

网址　www.cptcm.com

社 长 热 线　010-64405720

购 书 热 线　010-89535836

维 权 打 假　010-64405753

微信服务号　zgzyycbs

微商城网址　https://kdt.im/LIdUGr

官 方 微 博　http://e.weibo.com/cptcm

天猫旗舰店网址　https://zgzyycbs.tmall.com

如有印装质量问题请与本社出版部联系（010-64405510）

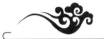

中华优秀传统文化是中华民族的突出优势，而中医药学是"中华民族的瑰宝"，是"打开中华文明宝库的钥匙"，"凝聚着深邃的哲学智慧和中华民族几千年的健康理念及其实践经验"，博大精深，简便廉验，已成为中华文化软实力的代表。为了推进中医药文化的普及，增进中国人民乃至世界人民的健康，我们特别编撰了《中医养生重点专科名医科普丛书》。

本丛书一共分为 8 本。其中，《龙华中医谈养生》最为重要，具有提纲挈领的作用。此书对中医养生的精髓做了详尽的介绍，具体从中医养生的概念和特点、中医养生学发展简史、中医养生学的基本理论、中医养生的基本原则、五脏养生、情志养生、体质养生、环境与养生、起居作息与养生、睡眠养生、饮食养生、气功养生、针灸经络养生、药物养生、因人养生等方面，论述了中医养生的脉络发展、基本原理与基本方法，既有理论的探索，更注重对大众健康养生方法的指导。

另外 7 本分别是《龙华中医谈心病》《龙华中医谈肝病》《龙华中医谈肺病》《龙华中医谈肾病》《龙华中医谈脑病》

《龙华中医谈肿瘤》《龙华中医谈风湿病》。这7本书均采取问答体例，重在说明具体各科疾病诊疗过程中应注意的问题，如各科疾病的特征、发病机理、辅助检查资料的解读、西医基础治疗、临床治疗中常见的问题及处理、日常中医养生的方法与注意事项等，偏重实用，重在解决具体问题。

全套丛书既有宏观论述，又有微观内容，理论联系实际，选材精练，专业严谨，对大众养生健康具有较高的参考价值。对于书中的不足之处，欢迎大家提出宝贵的意见和建议，以便再版时进一步完善。最后，希望本套丛书的出版，能使大家强身健体，延年益寿。

肖　臻　郑培永

2018年8月

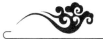

心血管疾病是严重威胁人类生存与健康的全球性公众健康问题，随着社会的进步、生活质量的提高，心血管疾病的发病率逐年升高，并且越来越受到人们的关注。

本书主要讲述冠心病、高血压、心律失常、心力衰竭、心肌病及瓣膜病、晕厥等常见心血管疾病，以一问一答的形式、通俗易懂的语言向读者传递医学专业知识，使其能够对心血管系统常见病的病因、诊断、治疗、预后及注意事项等有一个概念性的认识。同时，着重介绍了关于心血管系统常见病的中医养生知识，内容全面，简单易学，让读者可以从中找到适合自己的养生方法，未病先防，已病防变，从而保护自身心血管健康，促进事业发展，提高生活质量。

# 目录

第五章 **晕厥** …………………………………………………………39

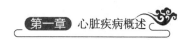

# 第一章 心脏疾病概述

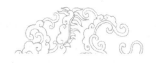

 **心血管系统的结构如何**

心血管系统由心脏和血管两部分组成。人体的心脏分为左右心房、左右心室共四个腔，心房之间有房间隔阻挡，心室之间有室间隔阻挡，房间隔和室间隔相当于一堵墙，阻止血液在心房及心室之间流动。有一部分先天性心脏病，如房间隔缺损或者室间隔缺损，就是这堵墙出现了破损，不能够完全阻断血液导致的。

左心房和左心室之间有二尖瓣，右心房和右心室之间有三尖瓣，右心室出口有肺动脉瓣，左心室出口有主动脉瓣。瓣膜相当于一扇门，可以阻止血液回流，比如心房的血液可以流入心室，而当心室收缩向外射血时，二尖瓣和三尖瓣就关上了。瓣膜关上时的"关门声"，就是我们平时听到的心跳。

血管系统既包含了大血管及其分支，也包括了全身的毛细血管网。因此，心血管系统的疾病包括了心脏本身的病变以及血管系统的病变，前者常见的有心功能不全、心肌病、心律失常等，后者常见的有高血压、主动脉夹层、周围血管病等。

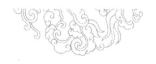 **心血管疾病需要做哪些检查**

心血管疾病一般需要做心电图、心脏X线、心脏超声、动态血压监测、

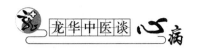

心导管术和造影检查，以及血清学检查。不同项目之间各有侧重，往往不能相互代替，比如心电图无法判断心脏的具体大小和心肌的厚度，而超声心动图无法看出心脏是否存在传导阻滞等，临床上常常需要用多个检查结果综合判断。

## ③ 心电图有哪几种？可以告诉医生哪些信息

心电图包括常规心电图、动态心电图、运动试验、心室晚电位和心率变异性等，比较常见的是前三者。

常规心电图可以诊断各种类型的心律失常、心脏传导障碍、心肌梗死和缺血、心脏房室肥大、心肌和心包疾病、电解质紊乱，以及一些药物（如洋地黄、抗心律失常药）对心脏的影响。

动态心电图即 Holter，通过动态心电图检测可以知道 24 小时内的平均心率、最快和最慢心率；心律失常的类型、发作时间和发作方式；心脏停搏的时间和次数；心电图波形的动态改变，如 ST 段的上抬和下移。动态心电图的优势在于持续性的跟踪监测，同时判断患者出现心电图改变时相应的活动状态，以及出现某些症状时心电图的改变。

运动试验是使受试者适量活动，观察其症状、心率、血压、心电图及其他指标变化，并根据此辅助诊断心脏疾病或对预后做出判断的方法。目前常用平板和踏车运动试验，在运动过程中心电图出现 ST 段下移，或发生典型性心绞痛，对冠心病的诊断具有一定价值，但是可能出现假阳性。

## ④ 做了心电图为什么还要做心脏超声检查

心脏超声检查目前常见的包括二维超声心动图、多普勒超声心动图、经食道超声心动图等。通过超声检查可以显示各个房室的形态、大小及运动，观察心脏瓣膜的形态、开放和关闭状况，心脏室壁、间隔的厚度、运动，主动脉、肺动脉的位置等，因此对于心脏瓣膜疾病、先天性心脏病、心肌病、心脏肿瘤及心包疾病的诊断，需要依赖于心脏超声检查结果。

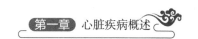

## 5 什么是冠脉造影？检查的过程是怎样的

冠状动脉造影（简称冠脉造影）是诊断冠心病最准确的检查手段，可以通过冠脉造影明确冠状动脉的病变位置和严重程度，被认为是诊断冠心病的"金标准"。

具体操作是使用特制的心导管经皮肤穿刺入上肢桡动脉或者下肢股动脉，向上逆行至主动脉根部，然后确定左、右冠状动脉开口，注入血管造影剂，这个时候可以在 X 光下看到冠状动脉的显影。由于其本身是有创性的，并且检查费用相对较高，因此不作为临床的常规检查。

## 6 哪些人需要做冠脉造影

以检查为目的者：不明原因的胸痛或心律失常，无创性检查不能确诊；不明原因的左心功能不全；冠状动脉支架植入术后复诊；一些高危职业如飞行员、汽车司机、警察等。

以治疗为目的者：稳定性心绞痛，陈旧性心肌梗死，不稳定性心绞痛，急性心肌梗死症状持续 12 小时内，冠脉支架植入术后再次出现心绞痛，影像学、运动试验等高度怀疑冠脉狭窄者等。

## 7 心脏疾病相关的血清学检查有哪些

诊断心脏疾病常用的血清学检查包括心肌酶谱、肌钙蛋白、B 型尿钠肽（BNP）等，心肌酶谱和肌钙蛋白对于急性心肌梗死（尤其是非 ST 段抬高型心肌梗死）、不稳定性心绞痛、急性心肌炎、心功能不全等的诊断及预后判断都有较大的参考价值。其中 BNP 则主要用于心功能不全的诊断和预后判断，可以动态地监测患者的治疗效果。

## 8 哪些人需要警惕心血管疾病

目前认为，心血管疾病的风险因素主要有吸烟、肥胖、高血压、糖尿病、高血脂、心血管疾病家族史、年龄超过 50 岁，以及女性绝经期后、大量饮酒等，这些都会增加心血管疾病发病的危险。

# 第二章 冠状动脉粥样硬化性心脏病

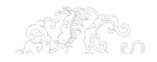 **什么是冠状动脉粥样硬化性心脏病**

冠状动脉粥样硬化性心脏病是冠状动脉血管发生动脉粥样硬化病变而引起血管腔狭窄或阻塞，造成心肌缺血、缺氧或坏死而导致的心脏病，常常被称为"冠心病"。但是冠心病的范围可能更广泛，还包括炎症、栓塞等导致管腔狭窄或闭塞。世界卫生组织将冠心病分为 5 大类：无症状心肌缺血（隐匿性冠心病）、心绞痛、心肌梗死、缺血性心力衰竭（缺血性心脏病）和猝死。临床中常常分为稳定性冠心病和急性冠状动脉综合征。下面主要介绍常见且危险性较大的心绞痛和心肌梗死。

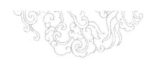 **什么是心绞痛**

心绞痛是由于冠状动脉供血不足，心肌急剧的暂时缺血与缺氧所引起的，以发作性胸痛或胸部不适为主要表现的临床综合征。特点为前胸阵发性、压榨性的疼痛，可伴有其他症状；疼痛主要位于胸骨后部，可放射至心前区与左上肢；劳动或情绪激动时常发生，每次发作持续 3 ～ 5 分钟，可数日一次，也可一日数次；休息或用硝酸酯类制剂后消失。

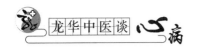
## 3 心绞痛的临床表现

典型的心绞痛临床表现为突然发生的位于胸骨体上段或中段后的压榨性、闷胀性或紧缩性疼痛，亦可波及心前区，如手掌大小范围，可放射至左肩、左上肢前内侧，达无名指和小指，偶可伴有濒死感，发作时往往患者立即停止原来的活动，直至症状缓解。疼痛历时 1 ～ 5 分钟，严重者可持续长达 30 分钟；休息或含服硝酸甘油后能在几分钟内缓解。常在劳累、情绪激动（发怒、焦急、过度兴奋）时激发，寒冷、饱食、吸烟、贫血、心动过速或休克等亦可诱发。

不典型的症状可以仅仅表现为胸闷，或牙疼、咽痛、下颌疼痛、上腹部疼痛、背部疼痛等，尤其是糖尿病患者和老年人，容易漏诊和误诊，需要注意辨别，及时就诊。

## 4 哪些病会被误认为是心绞痛

（1）急性心肌梗死：疼痛部位与心绞痛基本一致，但疼痛更为剧烈，伴有冷汗，持续时间可达数小时，并且含服硝酸甘油不能缓解，常伴有休克、心律失常等症状。

（2）肋间神经痛：疼痛常累及 1 ～ 2 个肋间，范围不一定局限在前胸，为刺痛或灼痛，多为持续性而非发作性，咳嗽、用力呼吸和身体转动可使疼痛加剧，沿神经行径处有压痛，手臂上举活动时局部有牵拉疼痛。

（3）心脏神经官能症：患者常诉胸痛，但多表现为短暂的刺痛（几秒钟）或持久的隐痛（几小时），常喜欢深吸一口气或者叹息性呼吸，轻度体力活动后反而减轻，服用硝酸甘油无效，常伴有焦虑、抑郁等情绪状态。

除此之外，食管病变、胃肠道病变、胆囊病变、颈椎病等也可能与心绞痛混淆，因此，正确地描述症状和提供明确的相关病史对临床上医生做出正确判断非常重要。

## 5 心绞痛如何治疗

心绞痛发作时需要停止活动立刻休息，如果症状仍不缓解则可以舌下含服硝酸甘油，一般 1～2 分钟开始起效，约半小时后作用消失，如果上述治疗后疼痛仍不能缓解，或本次发作较平时重且持续时间长者，应考虑到是否有急性心肌梗死的可能，应及时到医院就诊。

缓解期的治疗包括生活方式的调整和药物治疗。前者包括：调节饮食，进食不应过饱，避免油腻饮食；禁绝烟酒；注意保暖；避免情绪激动；调整日常生活与工作量，减轻精神负担；保持适当的体力活动，以不发生疼痛症状为度；治疗高血压、糖尿病、贫血、甲状腺功能亢进等相关疾病。

药物治疗包括硝酸酯类、β 受体阻滞剂、钙通道阻滞剂、抗血小板药物及调脂药物。

（1）硝酸酯类：除扩张冠脉、降低阻力、增加冠状循环血流量外，还通过对周围血管的扩张作用，减少静脉回流心脏的血量，由此减轻心脏负荷，缓解心绞痛。常见的有硝酸异山梨酯、长效硝酸甘油制剂等。

（2）β 受体阻滞剂：具有阻断拟交感胺类对心率和心收缩力受体的刺激作用，减慢心率，降低血压，减低心肌收缩力和耗氧量，从而缓解心绞痛的发作。此外，还减低运动时血流动力的反应，使在同一运动量水平上心肌耗氧量减少；使不缺血的心肌区小动脉（阻力血管）缩小，从而使更多的血液通过极度扩张的侧支循环（输送血管）流入缺血区。常见的有美托洛尔（倍他乐克）、索他洛尔（伟特）、比索洛尔（康忻）、普萘洛尔（心得安）等。

（3）钙通道阻滞剂：抑制钙离子进入细胞内，也抑制心肌细胞兴奋 - 收缩耦联中钙离子的利用，因而抑制心肌收缩，减少心肌耗氧；扩张冠状动脉，解除冠状动脉痉挛，改善心内膜下心肌的血供；扩张周围血管，降低动脉血压，减轻心脏负荷；还可降低血液黏度，抗血小板聚集，改善心肌的微循环。常见的有维拉帕米（异搏定）、硝苯地平（心痛定）、地尔硫䓬（恬尔心），其中维拉帕米和地尔硫䓬一般不与 β 受体阻滞剂合用，以免增加过度抑制心脏的风险。

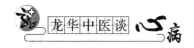

（4）抗血小板药物：抑制血小板在动脉粥样硬化斑块上的聚集，防止血栓形成，同时防止血管痉挛。常见的有阿司匹林、双嘧达莫、西洛他唑等。有消化道溃疡、血小板减少及其他出血倾向者慎用。

（5）调脂药物：可以改善血管内皮功能，稳定冠状动脉粥样硬化斑块，常见的有他汀类、贝特类和烟酸类等几大类。其中，他汀类可限制细胞内胆固醇的合成，促进低密度脂蛋白从血循环中清除；贝特类降低甘油三酯浓度，还可以增加高密度脂蛋白浓度；烟酸类可减少肝脏极低密度脂蛋白和胆固醇的分泌，使高密度脂蛋白胆固醇的浓度升高。值得注意的是，服用他汀类药物的同时，应定期监测肝功能、心肌酶谱和血脂，如果出现不明原因的肌肉酸痛，应及时就诊。

## 6 哪些人不能用 β 受体阻滞剂？为什么 β 受体阻滞剂不能突然停药

心功能不全、支气管哮喘以及心动过缓者不宜用 β 受体阻滞剂，与其他降压药物及硝酸酯类药物联用时要注意预防血压过低和体位性低血压。长期使用 β 受体阻滞剂的患者不能突然停药，否则可能引起药物反跳作用，表现为反射性血压升高、心动过速、心绞痛和心律失常加重，甚至可能出现急性心肌梗死和猝死。因此，β 受体阻滞剂需要逐步减量直至停药。

## 7 什么是不稳定性心绞痛

不稳定性心绞痛是动脉粥样斑块破裂，伴有不同程度的破溃表面的血栓形成及远端小血管栓塞所导致的一组临床症候群。与稳定性心绞痛相比，不稳定性心绞痛的疼痛更强，持续时间更长，可达30分钟，发作更频繁，较低的活动量就可诱发，出现静息性或夜间性心绞痛，呈进行性加重，常规休息或者含服硝酸甘油不能完全缓解。大约30%的不稳定性心绞痛患者在发作后3个月内可能发生心肌梗死。

## 8 如何预防心绞痛的发生

饮食上要注意控制盐和脂肪的摄入，因为长期大量食用氯化钠，会使血压升高、血管内皮受损；而高脂饮食则会诱发和加重高脂血症，因此应尽量减少动物脂肪的摄入，避免食用动物内脏，并且控制每日食用油的量。同时推荐多食新鲜蔬菜、水果、粗粮、海鱼、大豆等富含维生素和膳食纤维的低热量食物；一些有助于改善血管功能的食物，如大蒜、洋葱、山楂、黑木耳等可以适当多吃，有益于冠心病的防治。但是切记食物的治疗作用有限，不能完全代替药物。

生活习惯上注意戒除烟酒，避免过饱和情绪激动，适当增加运动量，调整作息时间，避免长期熬夜和过度疲劳，定期进行常规体检，如果出现胸闷、胸痛等症状要及时就诊，避免延误病情。

## 9 什么是急性心肌梗死

急性心肌梗死是指冠状动脉急性的、持续性的缺血缺氧所引起的心肌坏死。临床上多有剧烈而持久的胸骨后疼痛，休息及硝酸酯类药物均不能完全缓解，伴有血清心肌酶谱的增高及进行性的心电图变化，可并发恶性心律失常、休克或心力衰竭，如不及时治疗常可危及生命。

## 10 心肌梗死的临床表现有哪些

典型的心肌梗死表现为突发的胸骨后或心前区持久性剧烈压榨性疼痛，休息和含服硝酸甘油不能缓解，常伴有烦躁不安、大汗淋漓、恐惧或濒死感。

但是临床上有部分心肌梗死的症状却不典型，可能表现为胃痛、恶心、呕吐等胃肠道症状，尤其常见于下壁心梗患者；也可能表现为牙痛、咽喉痛、下颌痛等放射部位的疼痛；糖尿病患者由于感觉神经功能损伤，可出现无痛性心梗，在发生急性心肌梗死时仅仅表现为胸闷症状而无胸痛。

除此以外，急性心肌梗死还会迅速伴发室性心律失常，尤其在前壁梗死时，下壁心梗则常常伴发有心动过缓、低血压和传导阻滞；急性左心衰也是

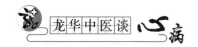

心肌梗死急性期常见的伴发症状，主要表现为呼吸困难、咳嗽、发绀、烦躁等；急性心肌梗死时由于剧烈疼痛、恶心、呕吐、出汗、血容量不足、心律失常等可引起低血压，大面积心肌梗死（梗死面积大于40%）时心排血量急剧减少，可引起心源性休克，表现为收缩压下降，面色苍白，皮肤湿冷，烦躁不安或神志淡漠，心率增快，尿量减少等。

## 11 急性心肌梗死的诱因有哪些

急性心肌梗死的诱发因素主要有过度劳累、情绪激动、暴饮暴食、吸烟、大量饮酒、寒冷刺激等，其中过重的体力劳动、过度体育活动、连续高强度工作，以及激动、紧张、愤怒等激烈的情绪变化，都可能诱发斑块破裂，导致急性心肌梗死。

不少心肌梗死病例发生于暴饮暴食之后。进食大量含高脂肪高热量的食物后，血脂浓度突然升高，导致血黏稠度增加，血小板聚集性增高，在冠状动脉狭窄的基础上形成血栓，引起急性心肌梗死。吸烟和大量饮酒可通过诱发冠状动脉痉挛，使心肌耗氧量增加，导致心肌梗死的发生。而突然的寒冷刺激、便秘时用力屏气等是老年人发生急性心肌梗死的常见诱因。

## 12 哪些检测可以确诊急性心肌梗死

心电图是判断急性心肌梗死迅速且有效的手段，其特征性改变为新出现Q波及ST段抬高和ST-T动态演变；肌酸激酶同工酶（CK-MB）及肌钙蛋白（T或I）升高是诊断急性心肌梗死的重要指标，可于发病3～6小时开始增高，CK-MB于3～4日恢复正常，肌钙蛋白于11～14天恢复正常，心肌酶谱的变化在非ST段抬高型心梗的诊断中非常重要。

## 13 怀疑急性心肌梗死时，在家如何救护

患者立即停止活动，绝对卧床，尽量避免过度紧张；家人立刻拨打急救电话，在电话中尽量简短并明确地告知急救人员患者的症状，以便得到最及时的救治；如有条件者可含服硝酸甘油、保心丸等缓解症状；在等待救护车

的过程中，注意观察患者的血压和心率，并告知接诊医生。

## 14 为什么急性心肌梗死的时候要尽快进行再灌注治疗

再灌注治疗是急性 ST 段抬高型心肌梗死最主要的治疗措施，在发病 12 小时内开通闭塞冠状动脉，恢复血流，可缩小心肌梗死面积，减少死亡，越早使冠状动脉再通，患者获益越大，可以认为，再灌注治疗是急性心肌梗死发病早期挽救濒死心肌最有效的手段。

## 15 再灌注成功是不是表示心肌梗死的危险已经解除了

急性心肌梗死发生后，会有一系列的并发症，严重者甚至危及生命，大部分会在心梗后 1 ～ 2 周内出现，包括心律失常、心力衰竭、室壁瘤形成、心脏破裂、发热和炎症反应等。

心律失常多发生在发病的早期，但也可在心肌梗死发生后 1 ～ 2 周内出现，多见室性早搏、心动过缓、房室传导阻滞等，严重者可发生室性心动过速、心室颤动，导致心脏骤停、猝死。

心力衰竭是心肌梗死发生后 1 ～ 2 周内常见的并发症，在活动、用力、情绪激动等情况会导致心力衰竭的加重，甚至出现心源性休克。

室壁瘤是由于梗死心肌或瘢痕组织在心室内压力作用下，局限性的向外膨隆而形成的。可继发附壁血栓、心律失常及心功能不全。

心脏破裂是心肌梗死后最严重的并发症，好发于左心室前壁下 1/3 处。原因是梗死灶失去弹性，坏死心肌、中性粒细胞和单核细胞释放水解酶所致的酶性溶解作用，导致心壁破裂，心室内血液进入心包，造成心包填塞而引起猝死。另外，室间隔破裂，左心室血液流入右心室，可引起心源性休克和急性右心衰竭。左心室乳头肌断裂，可引起急性二尖瓣关闭不全，导致急性左心衰竭。

部分患者在心肌梗死发生后 1 ～ 2 周会出现发热和心包炎、胸膜炎或肺炎等炎症反应，目前认为可能是机体对心肌坏死形成的自身抗原的过敏反应。

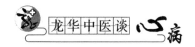

## 16 心肌梗死发生后多久可以下床活动

无并发症的心梗患者在急性期需要绝对卧床 3 天；吸氧，持续心电监护，观察心率、心律变化、血压和呼吸频率；避免过饱，选择低盐、低脂饮食，少量多餐，保持大便绝对通畅。3 天后可逐步过渡到坐在床旁椅子上吃饭、大小便及室内活动。一般可在 2 周内出院。有心力衰竭、严重心律失常、低血压等并发症的心梗患者，卧床时间及出院时间均需酌情延长。

## 17 心肌梗死患者植入支架后要服用哪些药物？需要服用多久

第一类药物是抗血小板聚集药物。心肌梗死后植入支架的患者如果没有禁忌证，都应该终身服用阿司匹林，同时联用氯吡格雷或替格瑞洛 1 年。同时，大多数《治疗指南》推荐发生过心肌梗死的患者，即使没有植入支架，也建议终身服用阿司匹林。

第二类是 ACEI 和 ARB 类药物。对无低血压的患者应给予肾素－血管紧张素转换酶抑制剂（ACEI），研究已明确表明此类药有助于改善心肌重构、减少病死率和心衰，常见的有卡托普利、依那普利、福辛普利、贝那普利、雷米普利、培哚普利等。此类药常见副作用是干咳，当应用此类药物发生干咳而不能耐受时，可应用血管紧张素受体阻滞剂（ARB），其作用与 ACEI 类似。ACEI 和 ARB 在心肌梗死后的作用并非是降低血压，因此血压控制在正常范围或既往没有高血压病史者，也应该长期服用。

第三类是调脂药物。此类药物的主要作用是降低胆固醇和稳定斑块，胆固醇含量增高易于引起冠状动脉狭窄和粥样斑块的形成，狭窄进一步加重或者斑块的破裂都会引起血管闭塞，进而导致心梗的再次发生。此类药的代表药物是阿托伐他汀、瑞舒伐他汀等，但是需要定期监测血脂、肝功能和心肌酶谱等指标。

第四类药物是 β 受体阻滞剂。其作用是通过减慢心率来降低心肌耗氧、抗心律失常、改善心梗后心室重构、改善心功能。对 β 受体阻滞剂有禁忌证（如支气管哮喘、血压过低等）而患者持续有缺血或心房颤动、心房扑动伴快速心室率，而无心力衰竭、左室功能失调及房室传导阻滞的情况下，可给予维拉帕米或地尔硫䓬。

## 18 同样是活血药物，已经服用了阿司匹林为什么还要服用氯吡格雷？是否可以用活血的中成药代替

阿司匹林是最早被应用于抗栓治疗的抗血小板药物，已经被确立为治疗急性心肌梗死，不稳定心绞痛及心肌梗死的二期预防用药，可以抑制血小板的聚集，防止血栓的形成；而氯吡格雷的作用同样是抗血小板聚集，但是作用机制与阿司匹林有所不同。

既然两者都是抗血小板聚集药物，为何需要联用呢？这是因为阿司匹林通过抑制血小板的前列腺素环氧酶，从而防止血栓烷 A2 的生成而起作用（血栓烷 A2 可促使血小板聚集）；氯吡格雷则选择性地抑制 ADP 与血小板受体的结合及抑制 ADP 介导的糖蛋白 GP Ⅱ b/ Ⅲ a 复合物的活化，而抑制血小板聚集。由于支架植入冠状动脉的时候是裸露在血液循环中的，这一段裸露的支架大大增加了血小板黏附聚集的风险，因此，需要血管内皮慢慢将其包裹在内。目前使用的支架多为药物洗脱支架，其作用是适度延缓血管内皮的生长，从而避免血管内皮生长过快导致支架内再狭窄。从冠脉支架植入到血管内皮生长修复完成需要 1 年的时间，因此，在急性心梗支架植入后 1 年内需要联合使用阿司匹林和氯吡格雷。

任何活血的中成药都没有明确的临床证据表明可以代替阿司匹林或者氯吡格雷的抗血小板聚集作用，所以用具有活血作用的中成药代替阿司匹林和氯吡格雷是不可取的，可能导致心肌梗死的再次发生。同样的，一些降血脂的中成药和保健品，即便含有部分他汀类成分，也无法替代他汀类药物的调脂和稳定斑块作用，而这些影响往往不会在替换药物后短时间内显现出来，有些患者甚至于直到再次发生急性心肌梗死，才意识到随意更换药物的危害。

## 19 急性心肌梗死患者出院后有哪些注意事项

在生活方式上，要注意按时服药，定期复诊，切忌自行停药和更换治疗

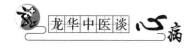

方案；避免搬抬重物，保持大便通畅；避免情绪激动和过度劳累；避免在饱餐或饥饿的情况下洗澡，水温不宜过热，洗澡时间不宜过长；寒冷季节以及气温急剧变化时注意保暖和适当防护。

饮食习惯上，首先要戒烟和限制饮酒，清淡饮食（低盐、低脂饮食），避免暴饮暴食。

同时可以坚持适度体育锻炼。在医生指导下，根据病情轻重、体质强弱、年龄大小等选择自己能够坚持的项目，根据体力恢复情况及心功能情况逐步增加运动量。运动中若有心前区不适发作，应立即终止运动。

## 20 中医如何认识冠心病

冠心病在中医的概念中多以胸痹等来命名，根据中老年人"本虚标实"的体质特点，将冠心病分为气阴两虚、气滞血瘀、痰浊阻滞、心阳亏虚几个不同的类型。

年老体衰、久病、劳累都会耗伤人体的气阴，气的作用是推动血液在经脉里周而复始地运动，气的不足就会让血液的运行变缓，血行不畅，就会形成瘀滞，不通则痛，所以容易导致胸闷、胸痛等症状；而阴虚会导致脉络不利，这两者就好比水流的速度跟河床的平坦程度一样，无论是速度变慢，还是河道变得蜿蜒崎岖，都会减慢水流的速度，所以，心的供血就不足了，失去了足够的养分，就会出现胸闷、心悸、胸闷等一系列心肌缺血的表现。

气的升降出入就是依靠着肝的疏泄，如果长期的抑郁、闷闷不乐、压抑等不良情绪的影响，肝的疏泄功能就会出问题，如此一来，气的活动就不畅了，这就是气滞。而气是推动血液运行的动力，现在气的活动受到了影响，血的运行自然也不会很通畅，从而引起一系列的症状，这就是气滞血瘀证。

除了瘀血之外，另一个原因就是痰浊，无论瘀血还是痰浊，都不是简单地等同于凝血块和痰，它们都是病理产物的一种，未必能够看得见，而是根据它们的特征来命名的。中老年人脾胃功能减退，加上饮食不加以节制，吃了过多的肥甘厚腻之物，时间一长，也会损伤脾胃，脾胃主管着人体内水液的运化，脾胃虚弱，水液运化就会失衡。痰浊就是来不及被运化到身体各处的水液，堆积下来所形成的。痰浊和瘀血一样，也会阻滞血液的运行，导致心脉壅滞，相应的症状也就随之产生了。

有些冠心病患者体质虚弱，平时特别怕冷，其实这就是阳气不足的表现。人体内的阳气就好像自然界的太阳一样，能够温煦全身，让人感到温暖。同样的，心阳的亏虚也会导致心脉失去了阳气的温煦作用。我们都知道，人在寒冷的环境里，会不自主地缩紧身体，这是寒冷的特性之一——寒主收引。阳虚会导致心脉相对地被虚寒所侵害，心脉收缩，加上心阳亏虚，不能够很好地鼓动血液运行，心血不畅，就会产生冠心病的种种症状。

## 21 如何通过症状来判断冠心病是哪一类

（1）气阴两虚：胸闷隐痛，时作时止，心慌，心烦，疲乏无力，气短，头晕，手足心热，盗汗。

（2）气滞血瘀：心慌，胸闷、胸痛时作，有时感觉为刺痛，两胁胀痛，喜欢叹气，胸痛常因情绪波动而加重。

（3）痰浊阻滞：胸闷、胸痛，如有重物压制，心慌，疲乏，气短，肢体沉重，饮食减少，腹胀，时有恶心、呕吐。

（4）心阳亏虚：心慌、胸闷，气短，怕冷，四肢不温，脸色苍白，容易出汗，唇色紫暗。

## 22 适合冠心病患者的食物有哪些

（1）黑木耳：又名云耳、木耳，味甘，性平。具有补气益肾，润肺清肠，养血乌发，凉血止血的功效。富含蛋白质、糖类、维生素C、B族维生素、胡萝卜素、粗纤维，以及钾、钠、钙、磷、铁、锌等矿物元素。黑木耳能阻止心肌、肝、主动脉组织中的脂质沉积，可明显减轻或延缓动脉粥样硬化的形成，适宜于气阴两虚导致的冠心病。

（2）大豆：又名黄豆，味甘，性平。具有健脾宽中，润燥消水，清热解毒，排脓止痛，化湿利尿，利肠催乳的功效。大豆中含有丰富的蛋白质、不饱和脂肪酸、卵磷脂、维生素E、B族维生素、维生素A、叶酸、大豆黄酮苷

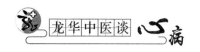

生物素等。黄豆中的脂肪含量为 15% ～ 20%，以不饱和脂肪酸居多，有降低胆固醇、软化动脉血管等作用，适宜于气滞血瘀、痰浊阻滞导致的冠心病。

（3）花生：又名长生果，味甘，性平。具有补血止血，利尿催乳，润肺止咳，健脾和胃的功效。花生含有脂肪、蛋白质、人体所必需的 8 种氨基酸、维生素 E、B 族维生素、维生素 K、卵磷脂、钙、铁等营养物质。有降低血浆胆固醇、抑制血栓形成、增加微血管弹性、预防血管破裂、防治动脉粥样硬化的作用，适宜于气阴两虚，痰浊阻滞导致的冠心病。

（4）鳜鱼：又名桂鱼，味甘，性温。具有补气血，益脾胃，强筋骨的功效。鳜鱼含有蛋白质、多种人体必需的氨基酸、脂肪、B 族维生素、钙、磷、铁、烟酸等营养物质。鱼肉中含有特殊的多链不饱和脂肪酸，可预防动脉硬化、降低血脂、促进血液循环、抑制血小板凝集、减少脑血栓的形成和心肌梗死等，适宜于心阳亏虚、气滞血瘀导致的冠心病。

（5）蜂蜜：蜂蜜味甘，性平。具有补中润燥、解毒止痛的功效。蜂蜜含有糖类、挥发油、蜡质、有机酸、花粉粒、泛酸、乙酰胆碱、维生素、抑菌素、酶类、微量元素等成分。蜂蜜具有降血压、防止血管硬化、扩张冠状动脉、消除心绞痛的作用，适宜于气阴两虚导致的冠心病。

（6）香蕉：香蕉味甘，性寒。具有清热润肠解毒的功效。香蕉含有糖类、淀粉、果胶、蛋白质、脂肪、维生素 E、维生素 A、B 族维生素、维生素 C 等营养成分。常食香蕉可以治疗动脉粥样硬化，适宜于气滞血瘀，痰湿阻滞导致的冠心病。

（7）大枣：又名红枣，味甘，性温。具有健脾和胃，益气生津，调和营卫的功效。大枣含有蛋白质、糖类、有机酸、黏液质、维生素 C、维生素 P、钙、磷、铁等营养物质。红枣含有的维生素 P，能改善人体毛细血管的功能，对防治心血管疾病有重要作用，适宜于气阴两虚，气滞血瘀导致的冠心病。

（8）核桃仁：核桃味辛，性温。具有补肾固精，养颜乌发，温肺定喘，润肠等功效。核桃仁含有蛋白质、脂肪酸、糖类、B 族维生素、维生素 C、维生素 E，以及丰富的铁、钙、镁、锌、铬、锰等矿物元素。在降血压以及保护心、脑血管等方面具有一定作用，适宜于气滞血瘀、心阳亏虚导致的冠心病。

（9）竹荪：又名生笙、竹菌等，竹荪味甘、淡，性平。具有活血化瘀、润肤养颜的功效。竹荪含有蛋白质、脂肪、糖类、丰富的谷氨酸、B族维生素、维生素C、维生素P，还有锌、硒、钙、磷、铁等矿物元素。可以改善动脉硬化，适宜于气滞血瘀，痰浊阻滞导致的冠心病。

（10）草莓：草莓味甘、酸，性凉。具有润肺生津，健脾和胃，补血益气，凉血解毒，润肌肤的功效。含多种果酸、维生素C、氨基酸、蛋白质及钙、磷、钾等矿物质。草莓对防治动脉硬化、冠心病、脑出血等均有较好的功效，适宜于气阴两虚，痰浊阻滞导致的冠心病。

## 23 哪些中草药可以帮助治疗冠心病

（1）玫瑰花：玫瑰花味甘、微苦，性温，具有疏肝解郁、活血止痛的功效。玫瑰花含有挥发油、香茅醇、橙花醇、丁香油酚、脂肪油、有机醇等。《本草正义》记载"玫瑰花，香气最浓，清而不浊，和而不猛，柔肝醒胃，流气活血"。适用于气滞血瘀导致的冠心病。

（2）灵芝：又名灵芝草、灵草、紫芝，味甘，性平，具有补气益阴、养心安神、固本健身的功效。灵芝含有糖类、水溶性蛋白质、多种氨基酸、甘露醇、麦角甾醇、生物碱、香豆素、维生素等物质。《神农本草经》记载灵芝"主耳聋，利关节，保神，益精气，坚筋骨，好颜色"，适用于气阴两虚导致的冠心病。

（3）人参：人参种类很多，包括野山参、移山参、生晒参、红参、别直参、高丽参等，其味甘、微苦，性平，具有大补元气、固脱生津、健脾养肺、宁心安神的作用。人参至少含有12种人参皂苷、14种氨基酸和多肽，以及人参酸、人参三糖、植物甾醇、维生素、烟酸、钠、钾、钙、镁、铁、铜、锌等营养元素。适用于气虚导致的冠心病。

（4）茯苓：又名云茯苓、白茯苓等，味甘、淡，性平，具有健脾安神、利水渗湿的功效。茯苓含有茯苓酸、三萜类化合物、乙酰茯苓酸、蛋白质、脂肪、甾醇、卵磷脂、葡萄糖、腺嘌呤、组氨酸、胆碱等物质，能提高人体免疫功能。适用于痰湿阻滞导致的冠心病。

（5）干姜：干姜味辛，性热，具有温中散寒、回阳通脉、温肺化饮的功

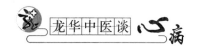 

效。干姜含有姜烯、水芹烯、姜烯酮、姜辣素、姜酮、龙脑、柠檬醛、树脂、淀粉等物质。适用于心阳亏虚导致的冠心病。

## 24 有没有适合冠心病患者的药膳

（1）清蒸枣梨鸭

**材料：**白光鸭1只，雪梨2只，红枣18枚，新鲜香菇80克；盐、料酒、姜、大葱、胡椒粉、味精各适量。

**做法：**

①将白光鸭去内脏，洗净，用精盐、料酒、胡椒粉、姜片、葱段调味，腌20分钟后，放入沸水锅中氽一下，捞出备用。

②雪梨削去外皮，除去梨核，切成丁，与洗净的红枣、香菇一同塞入鸭腹中，将剩余的葱段挽结，塞在鸭尾的剖口处。

③将鸭子放入大盘中，腹部向上，灌入适量清汤，放入剩下的姜片、料酒、胡椒粉、盐，用棉纸封碗口，放入笼中用旺火蒸3小时，蒸至鸭翅骨松散、肉软熟即取出，去棉纸，调入味精即可。

**调补原理：**鸭肉滋阴养胃，利水消肿；雪梨润肺生津；红枣健脾和胃，益气生津，调和营卫。本品适宜于气阴两虚、气滞血瘀导致的冠心病。

（2）乳鸽炖山药

**材料：**乳鸽1只，山药120克，枸杞子15克，黑木耳20克，笋（春笋、冬笋都可以）150克，葱花、姜片、精盐、鸡精、料酒、清汤适量。

**做法：**

①乳鸽去毛，去内杂，洗净。

②山药洗净，去皮，切片。

③笋洗净，去壳，切片。

④黑木耳泡发，洗净。

⑤枸杞子浸泡20分钟。

⑥将乳鸽、山药、枸杞子、黑木耳、笋、葱花、姜片、精盐、料酒、清汤一起放入砂锅中，大火烧开后用文火烩1小时，加鸡精调味即可。

调补原理：乳鸽滋肾益阴；黑木耳益气活血、滋肾养胃；枸杞子补肾益精、养肝明目、润肺滋阴；山药健脾补肺、固肾益精。此菜有降低血黏度、软化血管的功效，适宜于气阴两虚、气滞血瘀导致的冠心病。

（3）灵芝蹄筋汤

**材料：**猪蹄筋100克，灵芝15克，黄精15克，黄芪18克，盐、黄酒、大葱、姜、胡椒粉适量。

**做法：**

①灵芝、黄精、黄芪先分别洗净，用水润透，切片，用纱布袋装好扎口。

②葱打结，姜拍碎。

③蹄筋放钵中，加水适量，上笼蒸约4小时后，待蹄筋酥软时取出，再用冷水浸泡2小时，剥去外层筋膜，洗净切成长条。

④把药包放入砂锅，加入蹄筋、葱节、姜、黄酒，炖至蹄筋熟烂，拣出药袋，加盐、胡椒粉调味即成。

调补原理：灵芝补气益阴，养心安神，固本健身；黄芪补气升阳，固表止汗，利水消肿，托毒生肌；黄精滋阴润肺、生津止渴、补肾强身、益脾养血。本品适宜于气阴两虚、心阳亏虚导致的冠心病。

（4）三宝雪梨

**材料：**雪梨2个，百合、麦冬、玉竹各10克，冰糖适量。

**做法：**

①雪梨洗净，去皮，去心，每个切成4块。

②百合、麦冬、玉竹用温水浸透，洗净。

③将雪梨、百合、麦冬、玉竹放入盖碗，加适量凉开水，入炖锅隔水炖煮，水开后用中火、文火各炖1小时即可。

调补原理：雪梨生津润燥、清热化痰、润肺凉心；百合润肺止咳、清心安神；麦冬滋阴生津、润肺止咳、清心除烦；玉竹滋阴润肺、养胃生津。适宜于气阴两虚导致的冠心病。

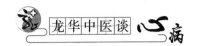

## 25 哪些药茶适合冠心病患者饮用

（1）核桃仁山楂汁

**材料：** 核桃仁60克，鲜山楂1000克，蜂蜜适量。

**做法：**

①鲜山楂洗净，用刀拍碎，与核桃仁一起放入煎锅中，加水煎煮2次，分别取汁。

②将所取汁液放入有盖的瓷缸内，加入蜂蜜，上蒸锅蒸1小时，冷却后即可饮用。

**调补原理：** 核桃仁活血行气、润燥通肠；山楂软坚消积、健脾养胃；蜂蜜清热解毒、补中润燥。三者合用，能增加冠脉血流量，营养心肌。适宜于气滞血瘀、痰浊阻滞导致的冠心病。

（2）胡萝卜果汁

**材料：** 胡萝卜2根，苹果1个，包心菜100克，蜂蜜适量。

**做法：**

①胡萝卜洗净，切片。

②苹果洗净，去皮，去核，切片。

③包心菜洗净，撕成片。

④将胡萝卜、苹果、包心菜加适量凉开水放入榨汁机内压榨成汁，加蜂蜜调味即可。

**调补原理：** 胡萝卜行气润燥，健脾明目；苹果益心气、润肺生津、开胃；包心菜清热润燥。本品适宜于气阴两虚、痰浊阻滞导致的冠心病。

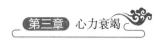

# 第三章 心力衰竭

##  1 什么是心力衰竭

心力衰竭不是一个单独的疾病，而是各种心脏疾病发展到一定程度后的表现。由于心脏的收缩功能和（或）舒张功能发生障碍，不能将静脉回心血量充分排出心脏，导致静脉系统血液淤积，动脉系统血液灌注不足，导致异常的水、钠潴留，从而引起心脏循环障碍症候群，此种症候群主要表现为心排血量的减少和体、肺循环淤血。临床上，慢性心力衰竭是大多数心血管疾病的最终归属和主要死亡原因。

## 2 哪些原因会导致心力衰竭

心力衰竭的病因包括了心肌本身的病变和心脏负荷的异常，两者中任何一方出现异常都可能导致心力衰竭的发生。

## 3 心肌本身的病变如何导致心力衰竭？为什么没有心脏病也会发生心衰

心肌本身的病变包括缺血性的心肌损伤、心肌病变，以及心肌代谢障碍。

缺血性心肌损伤最常见的是冠状动脉粥样硬化性心脏病导致的心肌缺血甚至急性心肌梗死，很多急性心梗的患者可以迅速出现心力衰竭的表现。心

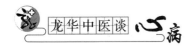

肌病变包括了心肌炎和心肌病，以病毒性心肌炎和原发性扩张型心肌病最为常见，患者往往在中年或老龄早期就出现心力衰竭。心肌代谢障碍性疾病包括了糖尿病性心肌病、维生素 $B_1$ 缺乏和心肌淀粉样变性等，是由于代谢紊乱造成的心肌损伤。

## 4 医生说的"泵衰竭"是什么意思

如果把心脏比喻成一台水泵，那么不管是水泵的管道出现问题还是水泵的主体出现问题，都会导致水泵不能正常工作，这一点与心脏负荷异常导致心力衰竭的原理相类似。心脏负荷的异常包括了压力负荷过重、容量负荷过重和前负荷不足。

压力负荷过重主要由于高血压、主动脉瓣狭窄、肺动脉高压、肺动脉瓣狭窄等导致心室收缩期射血阻抗过高。如果心脏是一台水泵，那么压力负荷过重就像是水泵向外泵水的管道出现了阻塞，为了保证射血量，心肌需要代偿性地肥厚来增加收缩力，导致了心肌结构和功能发生改变，最终进入失代偿期，心排血量下降，出现心力衰竭。

容量负荷过重主要包括了三种情况：第一是心脏瓣膜关闭不全，如主动脉瓣关闭不全、二尖瓣关闭不全等导致了血液反流；第二是一些先天性的心血管疾病如房间隔缺损、室间隔缺损、动脉导管未闭等造成了左、右心或动静脉分流；第三是导致全身血容量增多或循环血量增多的疾病，如长期贫血、甲状腺功能亢进等，临床上经常会有医生提醒老年人输液的速度不宜过快、总量不宜过多，就是为了防止容量负荷的骤然增加导致心力衰竭。如果仍以水泵比喻心脏，则容量负荷过重可以看成是水泵里有一部分水永远打不出去，同样会导致水泵无法维持正常的运作。

前负荷不足见于二尖瓣狭窄、三尖瓣狭窄、限制型心肌病、心包疾病导致的急性心包填塞或慢性心包缩窄，引起心室充盈不足，心排血量下降。这就可以看作水泵里没有水进来，自然也就无从谈起如何泵水。

## 5 明明只是感冒，怎么会出现心力衰竭

心力衰竭多见于老年群体，往往都有不同程度的心血管系统基础病，在这种情况下，一些常见的诱发因素往往会导致心力衰竭的发生或突然加重。

（1）感染：呼吸道感染是最常见、最重要的诱因。由于很多老年患者感染症状常常不典型，往往没有发热、咳嗽、咯痰等，甚至只表现为消化不良、乏力等，所以很容易被忽视。其他的感染，如尿道感染、感染性心内膜炎等也可能导致心力衰竭的发生。

（2）心律失常：各种类型的心律失常都可能导致心力衰竭的发生，常见于心房颤动。严重的缓慢性心律失常也会导致心力衰竭，并非只有在心脏过快搏动时才会出现。

（3）心脏负荷增加：如过多过快的输液、过多摄入钠盐等都会导致心脏负荷增加。

（4）过度劳累和情绪激动：如过重的体力劳动、妊娠后期及分娩、暴怒等。有些高龄的老年患者，可能会在做一些常见的家务活如晾晒被子、整理东西后出现心力衰竭的症状，尤其需要注意预防。

（5）药物使用不当：如洋地黄类药物的用量不足或过量。洋地黄类常见的为地高辛和西地兰，建议服用地高辛的患者定期监测地高辛浓度。除此以外，不当地使用 β 受体阻滞剂、钙拮抗剂、奎尼丁等抑制心肌药物也可能导致心力衰竭的发生。

## 6 心脏病出现心力衰竭的时候，为什么会有咳嗽、咯血和喘促等肺病的表现

咳嗽、咯血和喘粗气急的症状往往出现在急性心力衰竭发生时。急性心力衰竭以急性左心衰竭较常见。急性左心衰发病急骤，主要表现为急性肺水肿，临床上可见突发的严重呼吸困难、呼吸频率可达 30～50 次/分钟、端坐呼吸、喘息不止、频繁咳嗽并咯出大量粉红色泡沫样痰、面色灰白、大汗淋漓、烦躁不安并有恐惧感。如果急性左心衰得不到及时纠正，会导致心源性

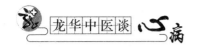

休克，主要表现为持续的低血压，收缩压降至 90mmHg 以下，或原有高血压的患者收缩压降低≥ 60mmHg；皮肤湿冷、苍白和发绀伴紫色条纹，心动过速＞ 110 次 / 分钟，尿量明显减少，甚至无尿等一系列组织缺乏灌注的表现；当收缩压低于 70mmHg，可出现抑制症状，逐渐发展至意识模糊甚至昏迷。

### 7 左心衰竭为什么会导致肺水肿

左心衰导致肺水肿的原理有些类似连通器，水总是从压力高处往压力低处渗透。当发生心肌损害或心脏负荷加重时，造成急性心排血量骤然下降，肺循环压力升高，周围循环阻力增加，从而引起肺循环充血，导致肺毛细血管压力过大，从而导致了急性肺淤血、肺水肿的发生，出现咳嗽、咯痰、喘促、呼吸困难等一系列肺部疾病的典型表现。

### 8 什么是"劳力性呼吸困难"和"夜间阵发性呼吸困难"

劳力性呼吸困难是指仅在体力活动时出现呼吸困难，休息后缓解，多见于慢性左心衰竭的患者。开始仅在剧烈活动或体力劳动后出现呼吸急促，如登楼、上坡或平地快走等活动时出现气急，随肺充血程度的加重，可逐渐发展到更轻的活动或体力劳动后、甚至休息时，也发生呼吸困难。

夜间阵发性呼吸困难是指夜间熟睡时突然发生的呼吸困难，也就是通常说的"憋醒"，可伴有阵发性咳嗽、呼吸急促、咯泡沫样痰，类似于哮喘发作状态，又被称作"心源性哮喘"。

### 9 慢性左心衰竭如何自我判断

慢性左心衰竭的症状主要以呼吸困难和咳嗽、咯痰为主。呼吸困难包括了劳力性呼吸困难、端坐呼吸和夜间阵发性呼吸困难；同时常常伴有咳嗽、咯泡沫样痰，甚至痰中带血丝。

劳力性呼吸困难是左心衰竭最早出现的症状，主要由于运动导致了回心血量增加，从而加重了肺淤血；端坐呼吸是指当肺淤血进一步加重，使患者卧位时呼吸困难更为明显，坐位时减轻，所以很多慢性左心衰竭的患者都会

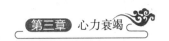

有夜间不能平躺而只能在床上靠着靠垫入睡的经历；夜间阵发性呼吸困难与睡眠时由于平卧位导致回心血量增加，膈肌上升，肺活量减少相关，同时，夜间迷走神经张力增加，支气管易痉挛，更进一步加重了呼吸困难。

左心衰竭的咯血是由于肺泡和支气管黏膜，或合并有支气管黏膜下扩张的血管破裂所致，重症时也可能出现大量咯血。

## ⑩ 如何分辨心源性哮喘和支气管哮喘

两者都可以出现呼吸困难、咳嗽、咯痰等症状，医生在肺部听诊时都会听到哮鸣音和湿啰音，严重者即使不依靠听诊器也能听到"拉风箱一样"的异常呼吸音。由于心源性哮喘往往提示左心衰竭的加重，需要及时抢救，如果误诊为支气管哮喘，显然会延误病情，导致心衰的进一步恶化。

心源性哮喘多见于老年人，往往有心脏基础疾病，发作时伴有强迫端坐位，在经过强心、利尿、扩血管等治疗后症状多有所缓解；支气管哮喘可见于任何年龄层的患者，既往有类似的发作史，运用支气管扩张剂治疗往往有效。

如果患者同时有心脏基础疾病及哮喘史而难以辨别时，医生有时会选择先减轻心脏的负荷，如使用利尿剂等，这并非是医生在明确诊断前就随便开药，而是尝试着通过治疗来明确诊断，同时最大限度地避免延误病情。

## ⑪ 为什么多年的"老慢支"也会导致心力衰竭

"老慢支"是慢性支气管炎的俗称，长期的慢性支气管炎往往还会并发阻塞性肺气肿。长期的、反复发生的炎症累及肺泡周围的毛细血管，导致管腔狭窄甚至闭塞，加之缺氧导致的血管功能性改变、血液黏稠度增加等因素的共同作用，造成了肺动脉高压，肺循环阻力增大，与肺动脉连接的右心室为了克服肺动脉压力升高的阻力而出现肥大，最终失代偿，出现右心衰竭。除此之外，肺动脉瓣狭窄、房间隔缺损等原因也会导致右心衰竭的发生。更多情况下右心衰竭继发于左心衰竭之后，从而导致全心衰竭。

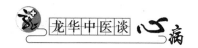

## 12 哪些症状需要考虑右心衰竭的可能

右心衰竭以体循环淤血的表现为主。从肢体表现上，主要是双下肢的水肿，这种水肿往往是双侧下肢对称性出现，并且按之有明显的凹陷，在小腿胫骨前、足背等位置比较明显。内脏的淤血则可以表现为腹胀、食欲不振、恶心呕吐、肝区胀痛、少尿等，严重者会出现腹水。

## 13 诊断书上写着"心功能 Ⅲ 级"是不是表示心衰已经很严重了

对于心功能的分级，目前通用的是美国纽约心脏病学会（NYHA）1928年提出的分级方法，主要根据心脏病患者自觉的活动能力划分。

Ⅰ级：患者有心脏病但活动不受限制，平时一般活动不引起疲乏、心悸、呼吸困难或心绞痛。

Ⅱ级：心脏病患者的体力活动受到轻度的限制，休息时无自觉症状，但平时一般活动下可出现疲乏、心悸、呼吸困难或心绞痛。

Ⅲ级：心脏病患者的体力活动明显受限，小于平时一般活动即可引起上述症状。

Ⅳ级：心脏病患者不能从事任何体力活动，休息状态下也可出现心力衰竭的症状，体力活动后加重。

考虑到该分级标准存在一定的主观性和个体差异，也有分级标准加入了心电图、负荷试验、X线检查及超声心动图等客观检查手段加以综合评估，但是目前最常见的诊断，还是以 NYHA 的分级标准为参考。

## 14 为什么心力衰竭的症状缓解了还要继续服药

短期缓解症状的治疗并不能改善心力衰竭患者长期的预后和降低死亡率，必须采取长期的综合治疗，抑制神经内分泌因子的过度激活，调节心力衰竭的代偿机制，减少心肌细胞的死亡。

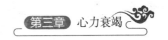

## 15 治疗心力衰竭的常用药物有哪些

心力衰竭按照收缩和舒张功能障碍可分为收缩性心力衰竭和舒张性心力衰竭。

目前临床常用的治疗收缩性心力衰竭的药物主要包括：利尿剂，如氢氯噻嗪（双克）、呋塞米（速尿）、螺内酯（安体舒通）、布美他尼等，其中小剂量的螺内酯对抑制心血管重构、改善慢性心力衰竭的远期预后有很好的作用；洋地黄类药物，如地高辛、西地兰等；环磷酸腺苷依赖性正性肌力药，如多巴胺、多巴酚丁胺、氨力农、米力农等；血管紧张素转换酶抑制剂（ACEI），如卡托普利、贝那普利、培哚普利、福辛普利等；血管紧张素Ⅱ受体拮抗剂（ARB），如氯沙坦、缬沙坦等；β受体阻滞剂，如美托洛尔、卡维地洛等，但要注意禁忌证（支气管痉挛性疾病、心动过缓、Ⅱ度以上房室传导阻滞）。

舒张性心力衰竭较收缩性心力衰竭少见，典型的为肥厚型心肌病，也可见于高血压、冠心病，并常伴有收缩性心力衰竭。常用的治疗舒张性心力衰竭的药物包括β受体阻滞剂、钙拮抗剂（如地尔硫䓬、维拉帕米等）和血管紧张素转换酶抑制剂（ACEI）。

## 16 慢性心力衰竭患者服用利尿剂有哪些注意事项

慢性心力衰竭患者服用利尿剂的目的是促使体内潴留的钠盐和水分排出，减轻周围和内脏水肿，减少血容量，减轻心脏负荷。慢性心衰患者使用利尿剂应注意：

（1）长期维持使用，而不是看到下肢水肿就吃几天利尿药，水肿消退后就立刻停用。

（2）不同程度的心衰选择的利尿剂也不同，有时需要两种利尿剂联合使用，需要因人而异。

（3）合用保钾利尿剂和排钾利尿剂（常见的为螺内酯＋呋塞米）一般不必补钾，但单用排钾利尿剂时需要注意补钾。

（4）定期监测电解质，避免电解质紊乱。

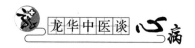

（5）肾功能不全的患者尤其需要遵医嘱选择利尿剂，以免对肾功能造成进一步的影响。

## 17 心力衰竭患者服用洋地黄类药物时如何避免洋地黄中毒

服用洋地黄类药物的患者需要定期监测血液中药物的浓度，老年人、肾功能不全患者、严重的心肌病变和重度心功能不全的患者尤其容易出现洋地黄类药物中毒，更应该及时检测。

## 18 洋地黄中毒会出现哪些症状

洋地黄中毒的反应主要包括了消化道反应、视觉异常、神经系统反应和心脏本身的反应。

消化道反应主要是食欲减退、恶心、呕吐等。

视觉异常包括视物模糊、黄视、绿视、盲点等。

神经系统反应常见头痛、失眠，严重者甚至出现意识障碍。

心脏反应主要是心力衰竭的加重和各类心律失常。

可见洋地黄类中毒的大部分症状并不典型，因此预防中毒还是需要依赖定期监测血药浓度。

## 19 心力衰竭患者在日常生活中应注意什么

一般而言，心力衰竭患者睡觉时枕头不宜过低，建议采取高枕位睡眠；适当限制体力活动，心力衰竭较重的患者以卧床休息为主，但是心功能改善后，鼓励适当下床活动，以免下肢血栓形成和坠积性肺炎的发生；饮食习惯上要注意戒烟、戒酒，少量多餐，低脂、低盐饮食；保持心态平衡，避免情绪激动；定期复诊，按医嘱服药，监测血压、心率和体重；气温急剧变化时注意防护，预防呼吸道感染；育龄妇女患有心力衰竭者，备孕前需咨询医生。

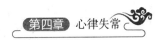

# 第四章 心律失常

## 1 什么是心律失常

心律失常是指心脏激动的起源、频率、节律、传导速度和传导顺序的异常，它是心血管疾病中重要的一组疾病。心律失常的预后取决于病因、诱因、演变趋势和是否导致严重的血流动力障碍，可突然发作而致猝死，反复发作的心律失常也可能导致心力衰竭的发病。

## 2 是不是只有心脏疾病才会引起心律失常

即便是健康人也会出现生理性的心律失常，这类心律失常不会引起明显的血流动力学改变，也不会对人体产生危害，不需要药物治疗。

除了循环系统本身的疾病之外，很多原因都可以导致病理性的心律失常。不仅仅是内科疾病，一些外科、妇科和五官科的疾病也可能导致心律失常的发生。除此以外，电解质紊乱、酸碱平衡失调、部分药物（如抗心律失常药物、杀虫药物、阿托品等）、有毒物质（包括农药、动物毒素、植物毒素等）、物理损伤（如电击伤、中暑）等因素都可能导致心律失常。

## 3 哪些心脏疾病会出现心律失常

器质性心脏病是导致心律失常最常见的原因，心肌缺血缺氧、炎症、损

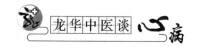

伤、坏死和瘢痕组织的形成均会导致心肌细胞电生理的异常，从而产生各种类型的心律失常。其中缺血性心脏病（如急性心肌梗死、急性冠脉综合征等）、心力衰竭和心源性休克比较容易导致严重的致死性的心律失常，比如室颤、尖端扭转型室速等，一旦发生往往直接威胁生命。

## ④ 哪些非心脏疾病容易导致心律失常

各种原因导致的心肌损伤和控制心脏自主神经的功能异常都会诱发心律失常，常见的包括致病微生物及其毒素对心肌细胞的损害，如慢性阻塞性肺病、急性胰腺炎等感染性疾病；免疫复合物在心肌的沉积，如多发性肌炎、系统性红斑狼疮等风湿免疫系统疾病；心肌细胞的缺血缺氧，如妊娠高血压综合征、甲状腺功能亢进等。心脏自主神经功能的异常常见于糖尿病自主神经病变、颈心综合征等。

## ⑤ 血清钾只比正常范围高了零点几，为什么医生说很严重

电解质紊乱和酸碱平衡失调是导致心律失常的常见原因，各种原因引起的高钾血症、低钾血症都可能导致心律失常的发生。高钾血症有急性和慢性两类，急性的高钾血症有可能导致心搏骤停。此外，肾功能不全、呼吸系统疾病、中枢神经系统病变、糖尿病合并酮症酸中毒等原因导致的酸碱平衡失调，可进一步出现电解质的紊乱，而这两种因素都可能导致心律失常的发生。

## ⑥ 常见的心律失常有哪些

心律失常可以分为快速性心律失常、缓慢性心律失常和快速性伴缓慢性心律失常。

（1）快速性心律失常：常见的包括窦性心动过速、期前收缩、非阵发性心动过速、阵发性心动过速、心房扑动、心房颤动、心室扑动、心室颤动、可引起快速性心律失常的预激综合征等。

（2）缓慢性心律失常：可分为三个不同类型，第一类为窦性缓慢性心律失常，包括窦性心动过缓、窦性停搏、病态窦房结综合征；第二类为逸搏，

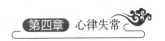

包括房性逸搏、房室交界性逸搏和室性逸搏；第三类为传导缓慢性心律失常，包括窦房传导阻滞、房内传导阻滞、房室传导阻滞和心室内传导阻滞。

（3）快速性伴缓慢性心律失常：包括快慢综合征和慢快综合征。

## 7 什么是窦性心动过速

正常情况下，心脏的激动起源于窦房结，因此"窦性"的意思是心律具有正常的起源。窦性心动过速在情绪激动，饮用咖啡、浓茶或饮酒时，运动和体力活动后等情况都可能出现。心电图显示正常窦性心律，频率大于100次/分钟。在发热、贫血、甲状腺功能亢进、心肌炎等情况下，以及服用β受体兴奋剂、阿托品等药物时都有可能出现。

## 8 "早搏"是心脏病吗？为什么分"房性""室性"

"早搏"是过早搏动的简称，是指比窦性心律提早出现的异位搏动，也是最常见的心律失常之一，又称为期前收缩。早搏可由心血管系统本身的病变引起，如冠心病、心肌炎、高血压等，也可能由甲状腺功能亢进、严重感染、电解质紊乱等其他系统的疾病导致。另外，也可发生于剧烈运动，饮酒，过量饮用咖啡、浓茶等生理情况下。

期前收缩按其发生的部位不同分为室性早搏、房性早搏、房室交界性早搏和窦性早搏等。并非每一次期前收缩都会被患者感知到，部分患者可以始终无明显的症状，早搏发生时通常会出现心悸、胸闷、恶心等不适，在频繁发作时症状更明显。

## 9 一旦出现早搏，是不是应该马上吃药

对于无器质性心脏病的患者，偶发早搏或无明显症状者，不必进行药物治疗；如症状明显，应该注意纠正诱发因素，必要时短期服用抗心律失常药物，但是需要遵照医生的建议。对于有器质性心脏病的患者，应加强病因治疗，同时服用抗心律失常药物。因此，一旦出现早搏，应该及时就诊，辨别早搏的类型，明确病因，而不是忽略症状或者自行服用抗心律失常药物，以

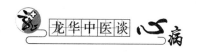

免影响医生对病情的判断，延误治疗。

## ⑩ 什么是"室上速"？为什么发作时医生会按摩患者的脖子

"室上速"是阵发性室上性心动过速的简称，指突然发生的连续3个及3个以上的早搏，持续时间长短不一，短则几秒钟，长者可以持续数小时甚至数天，发作时有心悸、焦虑、紧张、乏力，严重者可能诱发心绞痛、心功能不全、晕厥甚至休克。

多数室上速的患者，呈短暂发作后自行终止，或通过刺激迷走神经的方法终止。刺激迷走神经的方法常见的包括颈动脉窦按摩、刺激咽喉部诱发恶心、将面部浸于冷水中等。如果室上速持续时间较长，症状明显且刺激迷走神经无效，则需要药物治疗。少数患者出现心绞痛、心功能不全、晕厥和休克等严重情况者可能需要电复律。频繁发作、症状明显且经药物治疗无效者，应采取经导管射频消融术。

## ⑪ 什么是房颤？会有哪些症状

房颤也称心房颤动，是较常见的心律失常。房颤发生时心房激动的频率可达350～600次/分钟，失去了有效的机械收缩功能。临床上，房颤发生时，部分患者可以没有明显的症状，在体检时才被发现；多数患者则会有心悸、气促、乏力和心前区不适感，尤其以阵发性房颤者明显，严重者还会出现晕厥、急性肺水肿、心绞痛、心源性休克等表现。

## ⑫ 哪些心脏疾病容易发生房颤

房颤绝大多数属于自律性增高的局灶起源性心房颤动；而部分的阵发性、持续性及慢性心房颤动为心房内、肺静脉、腔静脉局部微折返机制所致。

（1）器质性心脏病

①风湿性心脏病：约占心房颤动病因的33.7%，以二尖瓣狭窄及闭锁不全多见。

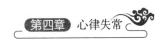

②冠状动脉硬化性心脏病：经冠状动脉造影证实为冠心病心绞痛者，心房颤动的发生率为 1.5%，陈旧性心肌梗死心房颤动发生率为 3.8%，急性心肌梗死时的发生率为 8.2%。

③高血压性心脏病也会导致房颤的发生，由于心房肌的很多小动脉管腔可因内膜增厚而狭窄或完全闭塞，使局部心肌发生缺血性变化及纤维化，从而诱发房颤。

④病态窦房结综合征：患者窦房结动脉局灶性肌纤维结构发育不良，胶原结构异常及窦房结周围的变性，特别是窦房结周围变性以及窦性冲动的异常，可促使心房颤动的发生。

⑤心肌病：常因伴有局灶性的心房肌炎症、变性或纤维化、心房扩大易导致心房颤动的发生，其中酒精性心肌病患者心房颤动常是该病的首发表现，发生率高。

⑥其他：肺源性心脏病（发生率为 4% ～ 5%，大多为阵发性，呼吸功能改善后发作会减少）、慢性缩窄性心包炎、先天性心脏病等也会导致房颤。

（2）冲动传导的功能异常：常见于预激综合征，预激并发房颤的发生率为 11.5% ～ 39%，其机制可能是由于预激综合征患者的旁道不应期很短，一旦建立了折返条件，经旁路的冲动增加，这种冲动又折返进入左心房应激期，即能诱发心房颤动。预激综合征并发心房颤动被认为情况严重，因为旁路没有像房室结那样生理性传导延搁的保护作用，所以经旁道下传的心室率多在180 次 / 分钟以上，严重影响心脏的排血量。

## 🔟 哪些心外因素容易导致房颤的发生

健康人也可以发生阵发性的房颤，酗酒、过量吸烟、情绪激动等都是房颤的诱发因素。除此之外，一些风湿免疫性疾病，如系统性红斑狼疮、硬皮病等，由于病变累及心脏，常常伴有房颤的发生；甲状腺功能亢进的患者，早期心肌有局灶性坏死和淋巴细胞浸润，病程久者心肌常呈细小局限性纤维化，导致房颤的发生，多见于 40 ～ 45 岁患者，青年患者较少见，即使发生也多为阵发性；严重感染、呼吸衰竭、心脏手术、心导管操作、经食管电刺

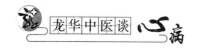

激、电复律术等因素，以及洋地黄、乌头碱类、尼古丁等中毒，均可诱发房颤。

## 14 是不是房颤都需要立刻转复心律

房颤的治疗首先应针对病因，并非所有的房颤都可以成功复律。如风心病二尖瓣狭窄患者，如果不通过手术改善二尖瓣的状态，则难以复律。对于急性房颤初次发作时间小于 48 小时，并且无明显血流动力学障碍者，一般可以自行恢复；超过 48 小时但在 7 天以内者，往往需要借助药物或者电复律才能转复；而持续 1 年以上的房颤往往难以复律。

## 15 房颤患者为什么要服用抗凝药物

房颤时，由于心房无机械收缩，导致血流淤滞，容易形成血栓，一旦血栓脱落，则容易发生动脉栓塞，尤其以脑栓塞的发病率最高。为了防止血栓栓塞，慢性房颤患者建议服用阿司匹林，如果伴有既往栓塞史、心力衰竭、糖尿病、左房血栓、年龄 65 岁以上等危险因素者，建议服用华法林，但是有出血倾向、近期手术、妊娠期及恶性肿瘤患者除外。

## 16 服用华法林以后，为什么医生反复让患者验血

服用华法林的患者需要监测凝血酶原时间国际正常化比值（INR），需保持在 2.0 ～ 3.0 之间，以安全而有效地预防脑栓塞等并发症的发生。华法林虽是抗凝治疗的首选药物，但它是一种治疗窗很窄的药物，同时，不同患者对本品的反应不一，因此，剂量的精确对取得疗效和降低副作用很重要。

## 17 华法林的副作用有哪些？平时如何自我观察

华法林在治疗过程中常发生的不良反应为出血，又分为轻度出血和严重出血。轻度出血为口腔（牙龈）出血、鼻出血、皮下瘀斑或者血肿、眼球结膜下出血、镜下或肉眼血尿、呼吸道出血、月经增多或黑便等；严重出血为腹腔出血、脑出血等。

服用华法林的患者如有下列情形应先停药并立即至医院诊治：①刷牙时或割伤后流血不止；②无故瘀伤且范围扩大；③咯血，吐血，血尿，血便或黑便；④严重头痛，胃痛；⑤在女性生理期，月经量较平时明显增多。

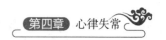 **18 在服用华法林的过程中，为什么有些药物不能同时服用**

部分药物、中药及食物会影响到华法林的抗凝作用，如果同时应用，需要谨慎选择。

（1）影响华法林抗凝效果的常见药物：阿司匹林、吲哚美辛、氯吡格雷等影响血小板的药物，可使华法林抗凝作用增强，INR 值升高；大剂量甲泼尼龙可增强华法林抗凝效果，增加出血；苯妥英钠与华法林合用，初期可使游离型华法林增多、作用增强，有一过性出血危险；但长期合用后，又促进华法林代谢，降低其抗凝作用。

胃黏膜保护剂，如硫糖铝可影响华法林的吸收；抗癫痫药，如卡马西平可促进华法林在体内的代谢；维生素 K 制剂则可直接拮抗华法林，故均会减弱其抗凝作用。

（2）影响华法林抗凝效果的中药：中药影响华法林作用的机制可概括为：竞争与血浆蛋白的结合；抑制或诱导细胞色素 P450 酶活性；干扰血小板功能；影响 P- 糖蛋白；自身抗凝作用。其中丹参、银杏叶、红花、鹿蹄草、枸杞子、全蝎及其制剂可增强华法林抗凝作用；而人参、西洋参、贯叶连翘及其制剂则会减弱华法林的抗凝效果；除此之外，复方丹参滴丸、疏血通注射液、新癀片、龟苓膏及生脉饮均有增强华法林抗凝作用的报道。

（3）影响华法林抗凝效果的食物：当归根、茴香、阿魏、芹菜、洋甘菊、甘草芸香，以及菠萝、丁香、洋葱和郁金香等，含有水杨酸盐、香豆素等抗血小板活性物质，与华法林合用均可使其作用增强；大蒜、姜和银杏可抑制血小板聚集，与华法林合用增加出血风险。

绿茶可能是由于其中的维生素 K 与华法林的抗凝作用相拮抗，可使华法林作用降低。

（4）影响华法林抗凝效果的其他因素：肝功能低下患者对华法林敏感性

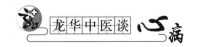 

增大，饮酒过量导致肝损伤以及严重的肝脏疾病患者服用华法林后 INR 值均较高；甲状腺功能亢进患者对华法林敏感性增加，而甲状腺功能低下的患者，由于维生素 K 依赖的凝血因子分解代谢降低，导致对华法林不敏感，华法林剂量需增加。除此之外，充血性心力衰竭、营养不良，以及吸烟、饮酒等生活习惯，也会对华法林的抗凝作用有一定影响。

### 19 什么是预激综合征？是否需要治疗

预激综合征是指室上性激动在下传过程中，通过房室传导副束，即旁道，预先激动部分心室肌的一种综合征。单纯的预激综合征临床上没有症状和体征，也不需要治疗。但是，预激综合征可伴发多种心律失常，以房室折返性心动过速最为常见，其他还可伴发房性早搏、室性早搏、房扑和房颤等。如果伴发上述心律失常，则需要抗心律失常治疗。

### 20 窦性心动过缓都需要治疗吗

窦性心动过缓起源于窦房结，心率一般在 40 ～ 60 次 / 分钟，可以见于一些生理状况，如运动员、体力劳动者或者睡眠时，还可以由一些药物如 β 受体阻滞剂、利血平、洋地黄类药物等引起。除此之外，冠心病、病态窦房结综合征等心脏本身的疾病，以及颅内压增高、甲状腺机能减退等心外疾病，也会导致窦性心动过缓。

窦性心动过缓是否需要治疗，取决于有无心悸、头晕、乏力甚至一过性黑蒙等症状，如果没有症状可以暂时观察病情，不需要治疗，但是症状明显者需要选择药物甚至起搏器治疗。

### 21 什么是房室传导阻滞

房室传导阻滞是指由于房室交界区不应期延长所引起的房室之间传导缓慢或中断的现象，按阻滞程度可分为一度、二度和三度房室传导阻滞。多数见于病理情况，如冠心病、心肌炎、心肌病、急性风湿热、药物中毒、电解质紊乱、结缔组织病、原发性传导束退化等。

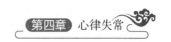

## 22 房室传导阻滞会引起什么症状？什么时候需要治疗

一度房室传导阻滞常无症状，二度常见的Ⅰ型和Ⅱ型房室传导阻滞多见心悸、乏力等症状，高度、几乎完全性房室传导阻滞和三度房室传导阻滞则可能出现心悸、心功能不全、心绞痛、眩晕甚至晕厥、阿－斯综合征等严重情况。二度Ⅱ型以上的房室传导阻滞会建议患者服用一些兴奋传导的药物。如果出现二度Ⅱ型和高度以上房室传导阻滞，同时伴有心室率过缓、血流动力学障碍甚至阿－斯综合征的时候，建议患者需要安装起搏器治疗。

## 23 心电图上看到的"左束支传导阻滞""右束支传导阻滞"是什么意思

左、右束支传导阻滞都属于心室内传导阻滞，包括左束支、右束支、左前分支、左后分支阻滞等，有时候可同时波及双束支甚至三支阻滞。

室内传导阻滞如发生在青年人，多由于心肌炎、心瓣膜病或心肌病等引起；中老年人则多见于冠心病、高血压、肺心病等。此外，也有少数患者由先天性心脏病、药物中毒、高钾血症等引起。

临床上单支的病变往往不会引起症状，但是严重的三分支阻滞和双束支阻滞可发生心室停搏，导致头晕、心悸、晕厥、阿－斯综合征等，如果出现晕厥等严重情况，则建议安装起搏器治疗。

## 24 心动过缓在什么情况下需要装起搏器

临床上，并非所有的心动过缓都需要安装起搏器，心率也不是唯一的参考指征。目前认为，以下情况必须安装永久性的心脏起搏器：

（1）获得性完全性房室传导阻滞，伴有一过性晕厥发作和／或近似晕厥发作、黑蒙、头晕、活动耐力下降和心功能不全者。

（2）先天性完全性房室传导阻滞，伴有严重的心动过缓及由于心动过缓而引起的明显症状及活动能力受限者。

（3）二度Ⅱ型房室传导阻滞，伴有明显症状者。

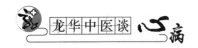

（4）二度Ⅰ型房室传导阻滞，伴有血流动力学不稳定者。

（5）病态窦房结综合征（窦性心动过缓、窦房阻滞、窦性停搏），有晕厥、近似晕厥、头晕、重度疲乏无力、充血性心力衰竭等症状，并且这些症状明确与心动过缓有关。

（6）由于长期应用抗心律失常药物而引起的症状性心动过缓，而又不能停用药物或采用其他方法治疗者。

（7）虽无症状但逸搏心率＜40次/分钟，或心搏间歇＞3秒者。

（8）房扑、房颤或阵发性室上速，合并完全性或高度房室传导阻滞，或心动过速终止时有＞3秒的室性停搏者。

（9）双束支传导阻滞，伴有间歇性完全性阻滞或晕厥发作者。

（10）双束支及三分支阻滞，伴有二度Ⅱ型阻滞。

（11）急性心肌梗死后出现持续的、不可恢复的完全性或高度房室阻滞者。

（12）心内手术及心脏介入治疗后并发的高度或完全性房室阻滞，经临时起搏治疗3～4周仍无恢复迹象者。

（13）原位心脏移植后，供心出现明显窦房结功能低下及完全性房室阻滞者。

（14）颈动脉窦过敏综合征的心脏抑制型反应具有临床症状，或心搏节律达到上述第7项者。

# 第五章 晕　厥

## 1 什么是晕厥？和眩晕有什么不同

晕厥是指突然发作的短暂意识丧失，通常持续几秒钟至几分钟自行恢复，很少有超过 30 分钟者，同时伴有肌张力的降低或消失。其发病机制是各种原因导致的脑血流量的暂时减少。常见的晕厥原因有心血管疾病、神经系统疾病及代谢性疾病等，但是临床上有一部分晕厥往往缺乏明确的病因。

晕厥和眩晕的区别在于有无一过性的意识丧失。眩晕在任何情况下患者的意识都是清楚的，能够明确地表达自己发生眩晕时的感受和状态；而晕厥发生直至患者清醒的时间段内，患者无法记起当时的具体情况。

## 2 心血管系统疾病为何会引起晕厥

严重的心律失常（包括快速性心律失常和缓慢性心律失常）、心排血受阻、心肌收缩力下降等因素都会导致心输出量的突然下降，从而导致脑血流量突然减少，引起晕厥，称为"心源性晕厥"。

## 3 为什么说心源性晕厥是最严重的晕厥

根据国外的报道，心源性晕厥患者 1 年死亡率（18%～33%）要明显高于非心源性晕厥患者（0～12%）或原因不明的晕厥患者（6%）。存在器质

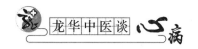

性心脏病或左室功能不全的患者若出现晕厥应高度警惕猝死的危险。

### 4 什么是"阿－斯综合征"

阿－斯综合征即心源性脑缺血综合征，是指突然发作的严重的、致命性缓慢性或快速性心律失常，或心排血骤然受阻，使心排出量在短时间内锐减，产生严重脑缺血、神志丧失和晕厥等症状。阿－斯综合征与体位变化无关，最突出的表现为突然晕厥，轻者也可只表现为眩晕，重者意识完全丧失，常伴有抽搐、大小便失禁、面色苍白，进而青紫，可有鼾声及喘息性呼吸，甚至是严重的呼吸功能障碍。

### 5 哪些快速性心律失常会导致阿－斯综合征

快速性心律失常多见于器质性心脏病患者，少数也见于正常人，根据激动产生部位不同，又分为室性和室上性两种情况。

室性快速性心律失常包括以下几种情况：①室性心动过速（室速）：室速引起晕厥发作者主要见于心室率快且有器质性心脏病者，使心排出量急剧下降所致；②心室扑动和心室颤动：两者见于各种器质性心脏病、抗心律失常药物的不良反应、预激综合征合并房颤者、严重电解质紊乱、触电、雷击等，两者均为恶性心律失常，一旦发生，患者迅速出现阿－斯综合征。③频发多源室性早搏：心电图可见早搏形态各异，偶尔可引起阿－斯综合征。

室上性快速性心律失常包括以下几种情况：①阵发性室上性心动过速：当心室率超过200次/分钟且伴有器质性心脏病时可发生阿－斯综合征；②心房扑动和心房颤动：当心室率极快且伴有器质性心脏病者可发生阿－斯综合征；③预激综合征参与的快速性室上性心律失常：因常伴有快速心室率而导致阿－斯综合征的发生。

### 6 哪些缓慢性心律失常会导致阿－斯综合征

缓慢性心律失常可见于各种器质性心脏病，如急性心肌炎、急性心肌梗死、各种类型的心肌病、先天性心脏病等。主要包括以下几种情况：

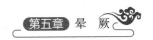

（1）病态窦房结综合征：包括严重窦房传导阻滞、持久性窦性停搏、慢-快综合征、双结病变等，均易发生心源性晕厥。

（2）高度或完全性房室传导阻滞：二度Ⅱ型和高度以上房室传导阻滞同时伴有心室率过缓者，可能发生阿-斯综合征。

（3）严重的心室内传导阻滞：三分支阻滞和双束支阻滞可发生心室停搏，导致心源性晕厥。

## 7 其他可能导致阿-斯综合征的情况有哪些

心脏其他的病变可能导致心排血骤然受阻，使心排出量在短时间内锐减者，均可诱发阿-斯综合征。

（1）心肌病变：主要见于原发性肥厚型梗阻性心脏病，其主动脉瓣下室间隔显著增厚，常常超过15mm。当剧烈运动后，心脏收缩加强，肥厚的室间隔接近二尖瓣前叶，使左室流出道梗阻加重，从而发生心源性晕厥甚至猝死。部分患者的发病与心律失常有关。

（2）瓣膜病变：主要为瓣膜狭窄所致。常见有以下几种情况：①风湿性心脏瓣膜病：重度二尖瓣狭窄瓣口直径＜0.8cm者，或主动脉瓣口面积＜1cm$^2$者，运动后可能发生晕厥，个别患者因左房较大的附壁血栓或赘生物嵌顿，或脱落后嵌顿瓣口而致晕厥发作或猝死；②先天性或退行性瓣膜病变：先天性二尖瓣狭窄、先天性或退行性主动脉瓣狭窄；③心脏肿瘤：主要见于左房黏液瘤，属良性肿瘤，但是当瘤体嵌顿于房室瓣口时，心排出量急剧降低甚至中断，导致晕厥发作或猝死，多在变更体位时出现。

（3）其他心脏因素：①心腔内附壁血栓：左侧心房巨大的附壁血栓可阻塞二尖瓣口导致晕厥发作；②急性心肌梗死：当发生心源性休克时，因左心排出量急剧下降，导致晕厥和猝死，部分急性心梗患者晕厥发作是因合并严重心律失常所致；③急性心包填塞：外伤、手术、急性心肌梗死等原因所致心脏破裂，使心包腔内积液突然增加，静脉回流急剧降低，导致晕厥发作；④法洛四联症：多在运动或体力活动时发生晕厥，因为活动后外周血管阻力降低而右室流出道反射性痉挛，引起右向左分流量增加，动脉血氧分压进一

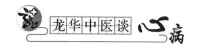

步下降、脑缺氧加重而发生晕厥；⑤原发性肺动脉高压：多在运动或用力时，因迷走神经反射引起肺动脉痉挛，致右室排血量急剧受限，进而使左心排出量急剧下降，导致晕厥发作。

（4）心外疾病：①急性肺栓塞：大面积肺栓塞时，可使左心回心血量骤减，导致心源性晕厥的发作；②主动脉夹层：当主动脉弓夹层累及一侧颈总动脉时可出现晕厥。

## 8 对于突发晕厥的患者在医务人员到达前应该如何救护

无论何种原因引起的晕厥，要立即将患者置于平卧位，松开衣服纽扣、腰带，保证气道通畅，并头转向一侧以免舌头后倒堵塞气道，同时注意保暖；可按压患者合谷穴或人中穴，通过疼痛刺激使患者清醒；在晕厥发作时切忌喂食喂水，以免发生窒息。

在患者神志清醒后不要让患者马上坐起或站立，必须等患者症状好转后在旁人搀扶下逐渐坐起、站立和行走，并注意记录晕厥发生前后的情况（如有无心慌、胸闷、黑蒙等）及晕厥持续时间，有助于医生判断病情。

## 9 为什么有些人一到拥挤的小空间里就容易晕厥

这种在高温闷热、人多的密闭空间、疲劳等状态下发生的晕厥称为血管迷走神经性晕厥，其发病非常普遍。当情绪受到较大压力，极度疲劳、疼痛、恐慌，或置身于拥挤、闷热、密闭的空间时更容易被诱发。通常表现为立位或坐位起立时突然发生晕厥，起病前可有短暂的头晕，面色苍白，视觉和听力下降，恶心、呕吐、大汗、站立不稳等先兆症状。目前多数学者认为，血管迷走性晕厥多见于学龄期儿童，但是临床上血管迷走性晕厥在青少年群体中也很常见。

## 10 如何预防血管迷走性晕厥

目前仍缺乏血管迷走性晕厥特效的治疗方法和药物，但是由于血管迷走性晕厥常由某些因素触发，有些可能只在特定情况下发生，因此，平时应尽

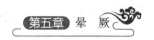

量避免这些触发因素。如长期停留于拥挤、密闭空间，如地铁、公交车、火车等公共交通工具，在乘客较多、车厢拥挤的情况下避免乘坐；在室内一旦出现头晕、恶心等先兆症状的时候及时转移到空气流通的地方等。避免在短时间内大强度运动和劳作，如长时间在健身房运动、长时间在高温闷热环境下劳作等。同时，要避免情绪过于激动，以免诱发血管迷走性晕厥或导致症状加重。

## 11 吵架的时候突然晕过去真的是被"气晕"的吗

有一些人在吵架、情绪高度紧张等情况下，会出现呼吸困难、头晕眼花、四肢末端及颜面麻木，手足抽搐，肌肉痉挛，严重者可有晕厥、抽搐等症状，发作时患者会感到心跳加速、心悸、出汗。在这种状态下，患者会不自主地加快呼吸频率，也就是所谓的过度通气，并且超过生理代谢所需，导致体内二氧化碳不断被排出而浓度过低，引起继发性的呼吸性碱中毒。这种情况在临床上被称为"过度通气综合征"，部分可以由疾病导致，但是很多时候精神因素是其发病的重要原因。

## 12 如果发生"过度通气综合征"应该如何处理

首先要注意平复患者的情绪，向患者解释症状与过度通气之间的关系，减轻患者的精神负担，消除恐惧心理；尝试腹式呼吸，有意识减慢呼吸频率，增加呼吸深度；如果手边有纸袋、口罩、塑胶袋等，可以罩在患者口鼻处呼吸，使患者吸入的二氧化碳比例增加，纠正呼吸性碱中毒，同时及时就医。

## 13 中医如何认识晕厥

晕厥在中医称为"厥证"。早在《黄帝内经》时代就对厥证有了较为详细的记载，认为所有厥证的发病都是因为气的升降出入出现混乱造成的，但是其发病的原因又有虚实之分，实证见于气有余者，由于气逆上升导致，临床上常见于惊恐、恼怒后，尤其平时面红耳赤、脾气急躁的肝火旺盛者，或是平时经常饮酒、进食肥甘厚味者；虚证见于气不足者，临床上常见于疲劳过

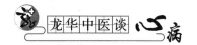

度、精神衰弱而又受到情志刺激，或者血虚、产后之人。

### 14 为什么有时候患者突发晕厥，中医一根银针就能救命

中医认为厥证的发病都可以归结于气机失调，也就是人体内气的活动出现了紊乱，因此，对于厥证的急救，主要的目的是调节气机，使气的运动恢复到正常的状态。针灸对于突发性晕厥常常有很好的疗效，常用的主要有水沟、中冲、涌泉等穴位。

水沟位于人体鼻唇沟的中点，也就是人中穴，水沟穴处于任脉和督脉交接的位置，能接续阴阳之气，开窍醒神。

中冲位于人体手中指末节尖端中央，能够调节阴阳经气的逆乱。

涌泉穴位于足底部，蜷足时足前部凹陷处，能够引气下行，常用于治疗厥证的重证。

上述穴位可以用于厥证的急救，但是患者苏醒后还是需要及时就医，以明确导致晕厥发作的原因，以免耽误治疗。

### 15 一紧张就容易呼吸困难、头晕眼花的人都是焦虑症吗

旁人看来，这些人总是处于神经高度紧张的状态，不停地担心一些根本不可能发生，或者别人看来没什么大不了的事情，甚至惶惶不可终日。这不一定有焦虑症那么严重，但是至少处于一种焦虑的情绪状态之中。这样的人往往存在着过度的、持续的焦虑和不安情绪，但未必都可以找到导致这些负面情绪状态的明确诱因。或者是对一些事件存在过度的忧患，这些不安、焦虑和其他人对于一些危机事件所引起的焦虑情绪存在很多相似之处，区别就是焦虑状态的人往往会把这种正常的反应放大，处于"情绪过敏"的紧张状态。这些人往往容易激动、烦躁、坐立不安、头痛、失眠、经常做噩梦；严重时还会出现一种大祸临头的感觉，伴有憋气、胸闷甚至濒死感，感觉自己快要崩溃了。

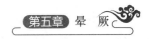

## 16 中医如何看待焦虑状态

根据中医学的理论，脏腑和情绪存在着密切的关系，不良情绪往往是脏腑亚健康状态的信号。

从五脏与五志相对应的理论来说，脾主思，也就是说，过度的思虑会导致脾的功能出现一系列的问题，反过来，脾的病变也会影响到情绪，而心在中医理论里是神志活动的总管，任何的情绪都与心相关。在亚健康状态下，脾的气就变得虚弱了，没有足够的力气去工作，这样一来，脾胃的运化能力就减弱了，营养物质不能很好地转化进入血管内，血的形成需要水谷精微物质来提供原料，原料缺乏，血也就跟着不足了；而心的各项活动都依赖心血的供应，心血不足，心的营养供应就跟不上了，心是藏神的，心神没有了足够的养分，会变得不安定。这就是为什么人在疲劳过度的时候更容易发生晕厥。

## 17 情绪紧张、容易出现过度换气综合征的人应该怎么吃

在日常生活中，有一些食物可以调节人的情绪状态，起到一定的安神作用，容易紧张的人不妨多吃一些。比如以下列举的一些食物：

（1）红枣：具有健脾和胃、益气生津、调和营卫的功效，含有蛋白质、糖类、有机酸、黏液质、维生素 C、维生素 P、钙、磷、铁等营养物质，有安神和补益气血的作用，对于失眠有很好的作用。

（2）香蕉：具有清热、润肠、解毒的功效，含有糖类、淀粉、果胶、蛋白质、脂肪、维生素 A、B 族维生素、维生素 C、维生素 E 等营养成分，另外香蕉含有的泛酸等成分是人体的"开心激素"，能减轻心理压力，缓解紧张。

（3）百合：具有养阴润肺、清心安神的功效，含有酚酸甘油酯、丙酸酯衍生物、酚酸甘油酯糖苷、甾体糖苷、甾体生物碱、微量元素、淀粉、蛋白质、脂肪等成分，《日华子本草》记载百合能"安心，定胆，益志，养五脏"。

（4）小麦：具有养心安神、滋阴清热、益肾补虚、止汗除渴的功效，含

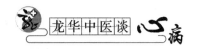

有淀粉、蛋白质、糖类、脂肪、粗纤维、脂肪油、卵磷脂、精氨酸、淀粉酶、麦芽糖酶、B族维生素、维生素E等营养物质，能够给大脑提供营养，同时改善焦虑情绪。

但是食物的调节作用有限，不能代替药物的作用，对晕厥者要及时明确晕厥发生的原因，是否仅仅与情绪状态有关，以免延误病情。

## 18 容易发生血管迷走性晕厥的人应该如何调理

中医认为，出现血管迷走性晕厥大多属于气虚导致的晕厥，在发病前往往有过度疲劳、饥饿、睡眠不足、压力过大等诱因。因此，对于该症状的调理也是以补气为主，一些简单而有效的药草茶就可以起到一定的调理作用，并且可以长期饮用。

（1）刺五加茉莉花茶：刺五加10克，茉莉花10克，绿茶5克。把刺五加、茉莉花、绿茶一起放入茶壶，沸水冲泡饮用。具有益气健脾，补肾安神的功效，适合体质虚弱者，可以改善气短乏力、神疲倦怠、神经衰弱、失眠健忘、多梦易醒等症状。

（2）菊花人参茶：胎菊7粒，人参片10克。将胎菊和人参片一起放入玻璃茶壶，冲入沸水，浸泡10分钟左右即可饮用。其中人参大补元气，固脱生津，健脾养肺，宁心安神，对人的神经系统具有很好的调节作用，可以提高人的免疫力，有效驱除疲劳；而菊花气味芬芳，具有平肝降火、明目的作用，两者合用具有提神、抗疲劳的功效。

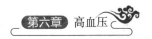

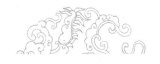

# 第六章 高血压

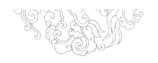 什么是高血压？为什么诊断书上还有原发和继发之分

　　高血压是一种以体循环动脉血压（收缩压和/或舒张压）增高为主要特征的临床综合征，可伴有心、脑、肾等器官的功能或器质性损害，并伴有全身代谢性改变。

　　高血压可分为原发性高血压和继发性高血压两大类，原发性高血压是一种以血压升高为主要临床表现而病因尚未明确的独立疾病，占所有高血压患者的95%以上；继发性高血压又称为症状性高血压，在这类疾病中病因明确，高血压仅是该种疾病的临床表现之一，血压可暂时性或持久性升高。

## 有高血压家族史就意味着以后一定会得高血压吗

　　高血压的确有明显的遗传倾向，人群中至少有20%～40%的血压变异是由遗传决定的，流行病学研究也提示高血压具有明显的家族聚集性。如果双亲都有高血压，其子女出现高血压的概率是46%。

　　但是高血压只是具有家族聚集性，并非遗传病，不是所有具有高血压家族史的人都会得高血压，但是，有高血压家族史的人应该更加重视血压的定期监测，及早发现、及时干预，尽可能避免各种并发症的发生。

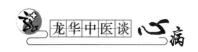

## 3 盐吃多了为什么容易得高血压

流行病学研究表明，膳食中食盐的含量和高血压的发病率直接相关。有报道显示，每人每日平均增加2克食盐，收缩压和舒张压分别增高2.0mmHg和1.2mmHg。因此，低盐饮食对于高血压的预防和治疗都是十分重要的环节。

## 4 除了家族史和吃盐，还有哪些原因容易导致高血压

除家族史和吃盐以外，环境、情绪、饮食习惯、药物和疾病都可能导致血压升高。如长期的精神紧张、激动、焦虑，大量饮酒、高热量饮食、吸烟均可使血压升高。除此之外，一些药物如避孕药、激素、消炎止痛药等长期服用均可影响血压；而一些与内分泌代谢相关的疾病，如肥胖、糖尿病、睡眠呼吸暂停综合征、甲状腺疾病、肾动脉狭窄、肾脏实质损害、肾上腺占位性病变、嗜铬细胞瘤以及其他神经内分泌肿瘤等，也都会导致高血压的发生。

## 5 没有头晕、头痛，为什么血压会那么高

高血压的症状最常见的是头晕、头痛、头部搏动感、颈项板滞感、心悸等，但是大多数患者起病隐匿，缺乏典型症状。随着病程延长，血压明显的持续升高，则会逐渐出现各种症状，如注意力不集中、记忆力减退、肢体麻木、耳鸣、情绪易波动、心悸、胸闷、乏力等，后期出现心、脑、肾等器官的并发症时，则会有相对应的临床表现。

## 6 一次测到血压升高就能诊断高血压吗

由于正常人的血压都存在一定的波动性，并且在情绪激动、体力活动时会出现一时性的血压升高，因此应至少2次在静息状态下，并且不在同一日测量血压，如果测得血压升高，方可诊断为高血压。严格来说，血压值应取连续测量3次的平均值。

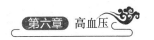

## 7 130/90mmHg 到底算不算血压升高

目前高血压的诊断标准为在未服用抗高血压药物的情况下，收缩压 ≥ 140mmHg，和（或）舒张压 ≥ 90mmHg，因此，即使收缩压没有达到 140mmHg，也应诊断为高血压。还有一些患者以前有高血压病史，正在服用降压药物，尽管血压低于 140/90mmHg，亦应确立高血压诊断。

但是这里有一个正常高值的概念，指的是收缩压在 130 ～ 139mmHg，舒张压在 85 ～ 89mmHg，如果多次测得血压在正常高值的范围内，那就要密切关注自己的血压，从改善饮食、生活方式等做起，尽早预防高血压的发病。

## 8 既然血压升高时没有什么明显的不适，为什么还要降压

有一组流行病学数据显示，在 35 ～ 74 岁的人群中高血压患病率为 72.2%，知晓率为 44.7%，高血压患者的服药率为 27.2%，而控制率仅为 8.1%。很多人都认为自己血压"偏高"，但是并没有高血压病，或者是尽管有高血压，但是能不吃药就尽量不吃药，即使血压偏高一点也没有关系。而事实上，高血压是冠心病和脑卒中的独立危险因素，有研究表明，在控制了其他危险因素之后，收缩压每升高 10mmHg，脑卒中发病的相对危险增高 49%，舒张压每增高 5mmHg，脑卒中发病的危险增加 46%。

除此之外，血压的升高会导致心、脑、肾等重要脏器的病变，就像温水煮青蛙一样，一旦出现病变，往往是不可逆的。

高血压会导致心脏左心室的肥厚和冠脉粥样硬化，进一步导致心力衰竭和心肌梗死的发生；高血压会造成脑动脉、颈动脉的粥样硬化和斑块形成，从而导致脑梗死的发病，同时，近半数的高血压患者脑内小动脉有微动脉瘤形成，这是脑出血的重要原因；高血压还可导致肾动脉的粥样硬化，一方面导致血压升高，另一方面加重肾功能的损伤，严重者还可以出现肾功能衰竭。

## 9 被诊断为高血压之后需要马上吃药吗

被诊断为高血压的患者需要根据其危险因素、重要器官的损害程度等做

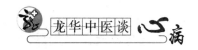

出评估。如果存在发生心、脑血管意外的高风险因素的患者，即使血压升高幅度较低，也需要立即使用药物降压；但是风险较低的患者，如果血压只是轻度升高，则一般建议继续监测血压，并且及时改善生活方式和饮食习惯。

## ⑩ 高血压患者平时生活中应该注意些什么

高血压的治疗包括了非药物治疗和药物治疗，在日常生活中注意改变一些不良的饮食、生活习惯对于高血压的预防和治疗都有很重要的意义。

（1）戒烟：吸烟会导致小动脉压力的增加，进而使得脑卒中、心肌梗死和猝死的危险大大增加，并且降低和抵消降压治疗的效果，因此，高血压患者戒烟是一件非常必要并且立刻获益的事情。

（2）戒酒或限制饮酒：戒酒或者减少饮酒量会使血压显著降低，反之，有一些高血压患者可能由于一次过量饮酒导致脑出血的发生，造成偏瘫、昏迷甚至猝死等严重后果。

（3）控制体重：研究表明，减重 10%，收缩压可降低 6.6mmHg。减轻体重不仅可以降低血压，还可以改善糖尿病、高脂血症、胰岛素抵抗等危险因素，并增加降压药物的疗效。

（4）合理膳食：控制钠盐的摄入，推荐每人每天 6 克钠盐，同时适当选择一些含钾丰富的水果和蔬菜，如香蕉、橙子、香菇、大枣、苋菜等，但是不适合于糖尿病和高钾血症患者。同时要减少脂肪的摄入，尤其是动物脂肪，并且适量补充优质蛋白质。

（5）增加体力活动：中老年高血压患者可选择慢跑、步行、上楼梯、骑车等，但是需要因人而异，推荐每日 20 ～ 30 分钟的适量运动，比短时间的剧烈运动更为有效。

（6）调节情绪：紧张、焦虑、抑郁等情绪都会导致血压的升高，应该注意保持心情的舒畅、平和，避免情绪大起大落。

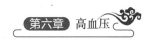

## 11 为什么很多老年高血压患者收缩压非常高，但是舒张压却很正常

老年人大都存在不同程度的动脉硬化，所以老年高血压以单纯收缩期血压（即高压）增高多见，而舒张压往往在正常范围或者较低，导致脉压差经常可以增大至 60 ～ 100mmHg，打个比方，有些老年人会出现 180/90mmHg 的血压，从舒张压来看，仅仅是轻度升高，然而收缩压已经在报警了，所以，老年人更要注意的是收缩压的升高。

## 12 为什么同样是高血压，别人吃的药自己吃了没有效果

降压药有不同的种类，根据适应证和禁忌证，在选择治疗方案时因人而异，所以不建议自行服用降压药物，否则有可能非但不能降低血压，还会造成一些严重的后果。

目前常用的降压药主要有以下几类：

（1）利尿剂：适用于轻中度高血压，尤其是老年人单纯性收缩压升高和并发心力衰竭的患者。常见的为氢氯噻嗪、吲达帕胺等，有时候与 ACEI、ARB 类药物制成复合制剂，但是痛风、高尿酸血症和肾功能不全患者需要慎用，并且需要注意定期复查电解质，预防电解质紊乱的发生。

（2）β 受体阻滞剂：适用于轻中度的高血压，尤其是静息状态下心率较快的患者，或者是伴有心绞痛、心肌梗死后等情况。常见的有美托洛尔、普萘洛尔、比索洛尔等，但是心脏传导阻滞、哮喘、慢性阻塞性肺疾病及周围血管病患者禁用，糖尿病患者也需要慎用，并且不能突然停药，以免发生反跳现象，导致原有症状的加重。

（3）钙通道阻滞剂：可用于各种程度的高血压，尤其是患有高血压的老年人、冠心病心绞痛、周围血管病、妊娠高血压和肾功能不全等患者。常见的有氨氯地平、硝苯地平、拉西地平、维拉帕米、地尔硫草、尼群地平等，钙通道阻滞剂可能引起踝部水肿、心跳加快、面部潮红等不良反应，但是发生率较低，由小剂量逐步加药可以明显减少这些不良反应。

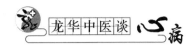

（4）血管紧张素转换酶抑制剂（ACEI）：适用于轻中度或严重高血压，尤其适用于伴有左心室肥厚、心力衰竭、糖尿病肾病Ⅲ～Ⅳ期、肾脏损害伴有蛋白尿等情况。常见的有卡托普利、培哚普利、雷米普利、福辛普利等，最常见的副作用是持续性的干咳，也可能导致血钾升高，需要注意的是肾动脉狭窄、合并高钾血症、严重主动脉瓣狭窄、梗阻性肥厚型心肌病等都需慎用甚至禁用，同时也不适用于妊娠高血压，因为存在致畸风险。

（5）血管紧张素Ⅱ受体拮抗剂（ARB）：适应证和禁忌证与ACEI相同，主要适用于ACEI治疗后出现严重干咳不能耐受者。

（6）$\alpha_1$受体阻滞剂：一般用于轻中度高血压，尤其是伴有高脂血症、前列腺增生者。常见的有哌唑嗪、特拉唑嗪等，不良反应为首次服药后出现体位性低血压，在体位改变时出现眩晕、心悸、甚至晕厥等。

### 13 高血压患者突发剧烈头痛为什么医生说可能危及生命

高血压病程中有一种血压在短期内急剧升高的情况，被称为高血压危象。这个时候会表现出剧烈头痛、烦躁、眩晕、心慌气急、恶心、呕吐、面色潮红等症状，严重者可以导致心绞痛、肺水肿或者高血压脑病，甚至出现昏迷、抽搐，如果不及时降压会有生命危险。

### 14 血压超过多少是高血压危象

收缩压超过180mmHg或者舒张压超过110mmHg都称为重度高血压，高血压危象的诊断标准是收缩压超过260mmHg或者舒张压超过120mmHg。但是临床上当收缩压超过200mmHg或者舒张压超过130mmHg时，往往就会伴发有心、脑、肾、眼底和大动脉严重的功能障碍和不可逆的损伤，因此如果发现自己的血压急剧升高，应该及时就诊，以免延误病情。

### 15 血压应该控制在多少才算理想

高血压患者治疗的目的是最大限度地降低心脑血管事件的风险，因此，血压应控制在低于140/90mmHg。对于年龄不超过60岁的中青年患者，以及

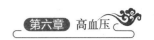

高血压合并糖尿病或者慢性肾病的患者，低于130/80mmHg是比较理想的水平，而老年患者的血压可以放宽到（130～139）/（85～89）mmHg。

## 16 血压正常了，为什么不可以停降压药

服用降压药的患者在血压控制达标并且平稳的时候，应该仍坚持服药，因为血压的下降是药物的作用，就如我们吃完饭之后不会感到饥饿，但是这不表示以后都可以不吃饭一样。如果血压一直处在正常低限，则可以尝试着逐步减药，因为突然停药会导致血压迅速升高，严重者还会诱发心绞痛和心律失常，并且这个时候再应用原来的治疗方案，往往难以把血压降到停药前的水平。

## 17 既然高血压危害那么大，有没有中药可以一起帮助降压

高血压不是最近才发现的慢性病，中国古代也同样存在，由于没有血压计，因此传统中医里并没有高血压这一疾病名称的记载。现代中医随着药理学的发展，在一些中草药中发现了具有降压功效的成分，可以对高血压起到一定的缓解作用，但是毕竟中药降压的作用有限，因此不可全然替代西药来控制血压。尤其是一些非正规来源的、宣称具有显著降压作用的保健品中成药，往往可能掺杂了廉价的降压药，这些药物往往可以迅速降压，但是副作用明显，在成分中又不予以说明，在平时生活中一定要谨慎选择。

## 18 中医如何看待高血压？为什么中老年人更容易罹患高血压

中医学认为，高血压的基本病机为本虚标实，涉及的脏腑以肝、肾两脏为主，肝阳上亢、气虚血瘀、痰湿阻滞都会导致高血压的产生。

中老年人肝肾本已出现了不同程度的虚损，表现在什么地方呢？肝开窍于目，肾开窍于耳，中老年人之所以会出现视力、听力下降，其实是由于这两个脏器的亏虚，导致了它们在体表的官窍没有足够的力量维持正常的功能。中医认为肝肾同源，这两个脏器具有十分密切的关系，而肾在功能上是主水

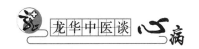

的，现在肾水不足了，肝阴没有肾水的充养，会变得亏虚，不能够制约肝阳；阳气是活跃的，喜欢向上升腾，到了头面目，过多的阳气就会导致面红耳赤，血压升高。

除了肝阳上亢，气虚血瘀也会导致血压升高，人体的气血始终处于运动当中，中老年人往往存在着不同程度的气虚证，血的运行是需要依靠气来推动的，称作"气行则血行"，气一旦不足，血行的动力就差了，长此以往，血就会淤滞，势必需要更大的动力让它运行，这部分超负荷的动力，就是升高的血压。

中老年人体质的另一个特点就是多痰湿。什么是痰湿？这个痰不能简单地等同于咳嗽咯出的痰，而是水液代谢的病理产物，比如中老年群体中肥胖者较多，这就是多痰多湿的体质造成的。中老年人脾胃多亏虚，而脾主管着水液的运行和化生，脾胃亏虚会导致很多水液不能正常地代谢掉，堆积下来，就变成痰湿，形象一点，就是血管里的斑块。痰湿会阻碍血液的运行，就跟瘀血一样，最终导致了血压的升高。

## 19 高血压分几型

（1）肝阳上亢：血压升高，眩晕，头痛，耳鸣，眼花，手足心热，腰膝酸软，急躁易怒，口干口苦，大便偏干。

（2）气虚血瘀：血压升高，眩晕，头痛，失眠，心悸，胸闷，面唇紫暗，乏力，容易疲劳。

（3）痰湿阻滞：血压升高，眩晕，头痛，头重如裹，倦怠乏力，周身沉重，经常腹泻，形体偏胖。

## 20 哪些食物可以帮助降压

（1）芦笋：又名石上柏、山文竹等，味甘，性平。具有清热生津，利小便，润肤解毒的功效。芦笋含有蛋白质、糖类、维生素A、B族维生素、维生素C、叶酸、核酸及钙、磷、铁等，还含有大量维生素P（即芦丁）及甘露聚糖、胆碱、精氨酸等成分，能维持毛细血管的形态和弹性，对治疗高血压

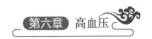

病等心血管系统疾病有较好作用。适宜于肝阳上亢导致的高血压。

（2）冬瓜：味甘、淡，性微寒。具有清热利水，解毒生津，润肺化痰，祛暑止咳的功效。冬瓜含有蛋白质、糖类、粗纤维、B族维生素、维生素C、烟酸、胡萝卜素，以及钙、磷、铁、锌、镁等，有助于增强血管功能，减少外周阻力，从而起到降低血压的作用。适宜于痰湿阻滞导致的高血压。

（3）西红柿：又名番茄，味甘、酸，性微寒。具有生津止渴，健胃消食，止血利尿的功效。西红柿含有葡萄糖、果糖、大量维生素C、胡萝卜素、苹果酸、柠檬酸、番茄红素等营养物质，西红柿中的B族维生素含量非常丰富，其中包括具有保护心脏和血管、防治高血压的重要物质——芦丁。适宜于痰湿阻滞导致的高血压。

（4）茄子：味甘，性寒。具有清热凉血，散结止痛的功效。茄子含有胆碱、葫芦巴碱、水苏碱、龙葵碱、色素、胡萝卜素、B族维生素、维生素C、维生素P、烟酸、蛋白质、脂肪、糖类、粗纤维、钙、磷、铁等，能够降低人体毛细血管的脆性和通透性，使毛细血管能保持正常状态，从而降低血压。适宜于痰湿阻滞导致的高血压。

（5）苦瓜：又叫凉瓜，味苦，性寒。具有清热凉血，解毒，消肿排脓的功效。苦瓜含有苦瓜苷、多种氨基酸、半乳糖醛酸、蛋白质、脂肪、糖类、钙、磷、铁、B族维生素、维生素C、胡萝卜素等营养物质。《本草纲目》记载苦瓜能"除邪热，解疲劳，清心明目"。另含有丰富的钾，能够降低血压。适宜于肝阳上亢，痰湿阻滞导致的高血压。

（6）芹菜：又名香芹、旱芹等，芹菜味甘、辛，性凉。具有清热利湿，平肝凉血的功效。芹菜含有蛋白质、碳水化合物、维生素A、维生素C、维生素P、烟酸、芹菜苷、胡萝卜素，以及钙、磷、铁等。芹菜中含有丰富的维生素P，能降低毛细血管的通透性，软化血管，具有降血压的功效。适宜于痰湿阻滞导致的高血压。

（7）海带：又名海草、昆布，味咸，性寒。具有清热活血，软坚散结的功效。海带含有碘、叶绿素、铁、维生素C、藻胶酸、海带氨酸、昆布素等营养物质，其中，海带氨酸具有很好的降压作用。适宜于气虚血瘀导致的高

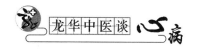 

血压。

（8）洋葱：味甘、辛，性平。具有清热化痰，解毒杀虫的功效。洋葱含有蛋白质、碳水化合物、硫醇、苹果酸盐、多糖、胡萝卜素、维生素 A 原、B 族维生素、维生素 C、钙、磷、铁等营养物质。另外，含有的前列腺素 $A_1$ 能直接作用于血管，使血管舒张，减少外周血管阻力。适宜于肝阳上亢，痰湿阻滞导致的高血压。

（9）牡蛎：味甘、咸，性平。具有滋阴养血，止汗涩精，化痰软坚的功效。牡蛎含有蛋白质、脂肪、肝糖、多种氨基酸、谷胱甘肽、维生素 A、B 族维生素、维生素 D、维生素 E 以及碘、铜、锌、钙、磷等营养元素。牡蛎具有软化血管的作用，能够降低血压。适宜于肝阳上亢，痰湿阻滞导致的高血压。

（10）虾：味甘，性温。具有补肾壮阳，通乳托毒的功效。虾含有蛋白质、脂肪、糖类、维生素 A 原、B 族维生素、烟酸、钙、磷、铁、锌等营养物质。适宜于气虚血瘀导致的高血压。

（11）西瓜：味甘，性寒。具有清热解暑，除烦止渴，利小便，润肤养颜的功效。西瓜含有多种氨基酸、苹果酸、果糖、葡萄糖、钾、维生素 C、胡萝卜素等营养元素，其中的瓜氨酸及精氨酸等成分有助于利尿、降低血压。适宜于肝阳上亢、痰湿阻滞导致的高血压。

## **21** 除了食物以外，平时可以在家选择哪些草药辅助降压

（1）枸杞子：又名杞子、枸杞果、地骨子、红耳坠等，味甘，性平，能补肝肾，益精血，明目。枸杞子含有甜菜碱、玉米素、胡萝卜素、维生素 $B_1$、烟酸、酸浆红素、脂肪油及钙、磷、铁等营养物质。古代医书上记载枸杞子有聪耳明目、填精固髓、健骨强筋、善补劳伤之功。适宜于肝阳上亢导致的高血压。

（2）夏枯草：味辛、苦，性寒，能清热泻火，散结消肿，明目。夏枯草含有三萜皂苷、芦丁、金丝桃苷、熊果酸、咖啡酸等。适宜于肝阳上亢导致的高血压。

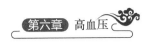

（3）白扁豆：味甘，性微温，具有补脾和中、化湿的功效。白扁豆含有碳水化合物、蛋白质、脂肪、维生素、酪氨酸酶、胰蛋白酶抑制剂、淀粉酶抑制物及微量元素。适宜于痰湿阻滞导致的高血压。

（4）当归：味甘、辛、苦，性温，具有补血活血、润肠通便、调经止痛、养血祛风的功效。当归含有17种氨基酸、维生素A、维生素E、B族维生素、镁、锌、硒等多种营养元素。适宜于气虚血瘀导致的高血压。

（5）菊花：又名滁菊、贡菊、杭菊等，味甘、苦，性微寒，具有疏风清热、平肝明目的功效。菊花含有挥发油、菊苷、腺嘌呤、胆碱、水苏碱、维生素A、B族维生素等营养物质。适宜于肝阳上亢导致的高血压。

（6）决明子：味甘、苦、咸，性微寒，具有清肝明目、润肠通便的功效。决明子含有大黄酚、大黄素、芦荟大黄素、大黄酸、大黄素甲醚、决明素、橙黄决明素、决明子内酯和维生素A等物质。适宜肝阳上亢导致的高血压，还能缓解老年人的便秘。

## 22 降血压的药膳有哪些

（1）香醋烹平菇

**材料：**鲜平菇300克，枸杞子15克，姜蒜末、米醋、清汤、花生油、白糖、酱油、精盐各适量。

**做法：**

①平菇洗净，撕成条。

②炒锅内倒入花生油，烧至六成热，下入姜蒜末爆香。

③放入平菇、枸杞子，翻炒片刻后，倒入清汤焖炒至平菇八成熟时，加入调味料炒匀，烹入米醋即成。

**降压原理：**平菇含有多种维生素及矿物质，可以改善人体新陈代谢，增强体质，对降低血脂和血压亦有一定效果；枸杞子补肝肾，益精血，明目。本品适宜于肝阳上亢导致的高血压。

（2）生地荸荠豆腐肉汤

**材料：**生地黄50克，荸荠250克，豆腐4块，瘦猪肉200克，盐、鸡精

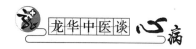

适量。

**做法：**

①荸荠去皮、洗净，切片。

②瘦肉洗净，切片，与生地黄一起放入汤锅中，加适量清水，煮沸后约 1 小时，放入豆腐，煮 10 分钟，加盐、鸡精调味即可。

**降压原理：** 生地黄，味甘苦性寒，清热，凉血；荸荠，清心降火，补肺凉肝，消食化痰，破积滞，利脓血；豆腐，味甘性凉，《食鉴本草》认为其"宽中益气，和脾胃，消胀满，下大肠浊气"。本品适宜于肝阳上亢、痰湿阻滞导致的高血压。

（3）西芹豆腐汁

**材料：** 嫩豆腐 1 盒，番茄 1 个，西芹 30 克，柠檬半个，蜂蜜、凉开水适量。

**做法：**

①番茄洗净、去皮、切块，西芹洗净、切段，柠檬切片。

②将豆腐、番茄、西芹、柠檬一起放入搅拌机搅打成汁，加入蜂蜜和适量凉开水即可。

**降压原理：** 番茄生津止渴、健胃消食；西芹清热利湿，平肝凉血；豆腐清热利尿、益气宽中、消胀散血。此汁有净化血液，防止血栓形成，预防高血压的功效；适宜于肝阳上亢、痰湿阻滞导致的高血压。

（4）红枣枸杞茶

**材料：** 红枣 25 克，枸杞子 20 克，红糖适量。

**做法：**

①红枣洗净、去核，与枸杞子一同放入锅中，加入适量清水煎煮。

②红枣煮软后，放入红糖，调匀，即可饮用。

**降压原理：** 红枣益气养血；枸杞子补肝肾，益精血，明目。本品适宜于气虚血瘀、肝阳上亢导致的高血压。

（5）双耳汤

**材料：** 银耳、黑木耳各 10 克，冰糖适量。

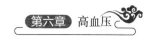

**做法：**

①用温水把银耳、黑木耳浸泡、发开后，洗净，撕碎。

②将银耳、黑木耳放入碗中，加适量水和冰糖，置锅中蒸 1 小时后取出，吃银耳、黑木耳，饮汤。

**降压原理：** 黑木耳补气益肾，润肺清肠，养血乌发，凉血止血；银耳补脾开胃，益气清肠，安眠健胃，补脑，养阴清热润燥。适宜于肝阳上亢、痰湿阻滞导致的高血压。

（6）杜仲叶茶

**材料：** 杜仲叶 30 克，白糖适量。

**做法：**

①把杜仲叶洗净，放入炖盅内，加入清水 200 毫升。

②把炖盅放置武火上烧沸，再用文火煮 15 分钟后，加入白糖即可饮用。

**降压原理：** 杜仲补肝肾，强筋骨，降血压，适宜于肝阳上亢导致的高血压。

# 第七章 心肌病和心瓣膜病

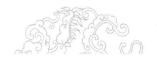 **什么是心肌病**

心肌病是指合并有心脏功能障碍的心肌疾病，临床常见的有扩张型心肌病、肥厚性心肌病、限制性心肌病、特异性心肌病等。

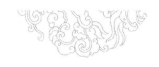 **心肌病和平时说的心肌炎是一种病吗**

心肌炎与心肌病虽不是同一种疾病，但是关系密切。心肌炎是指病原微生物感染或者理化因素引起的心肌炎症性疾病，炎症可累及心肌细胞、间质及血管、心瓣膜、心包，最后可导致整个心脏结构的损害。临床最常见的是病毒性心肌炎，病程短者 1～2 个月，长者可达半年，大多数患者可以恢复正常。

**③ 什么是扩张型心肌病？为什么扩张型心肌病被医生说得那么可怕**

扩张型心肌病的主要特征是左心室或者双心室心腔扩大和收缩功能障碍，产生充血性心力衰竭。本病常伴有心律失常，病死率较高，30% 的患者可能会发生猝死。

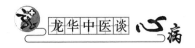

其发病原因可能与免疫功能紊乱、病毒感染、家族遗传、酒精中毒等有关。起病缓慢，以 30 ～ 50 岁为多见，一旦发生心衰，则预后不良，5 年内病死率为 35%，10 年内病死率为 70%。

## 4 既然扩张型心肌病这么可怕，为什么不能及早发现呢

扩张型心肌病的病程分为三个阶段。①无症状期：这个时候没有明显的临床症状，仅仅通过心脏超声和 X 线检查可能发现心脏轻度增大、射血分数降低等；②有症状期：主要症状为乏力、气促、心悸等，心脏超声检查可以发现射血分数明显降低和左室内径增大；③病情晚期：明显的心力衰竭临床表现，部分患者发生血栓栓塞和猝死。

由此可见，扩张型心肌病的早期如果不通过一些仪器检查，是很难被发现的。因此，如果有家族史、免疫功能紊乱等危险因素的人，还是应该定期进行心脏的体检，有助于及早发现。

## 5 什么是肥厚型心肌病？它有什么危害

肥厚型心肌病是一种遗传性心肌病，以心室非对称性肥厚为表现，通过心脏超声可以发现。肥厚型心肌病是青少年运动猝死的最主要原因。有一部分患者会发展为终末期心衰，另外有少部分患者可能出现房颤和栓塞。

## 6 为什么肥厚型心肌病患者需要安装起搏器

并非所有的肥厚型心肌病患者都需要安装起搏器，仅仅是对于药物治疗效果差而又不太适合于手术或消融的患者，才考虑安装双腔起搏器。而通过猝死风险评估判断存在高危风险者，建议安装带有除颤功能的起搏器。

## 7 什么是病毒性心肌炎？如何知道自己可能得了病毒性心肌炎

病毒性心肌炎是心肌的炎症性疾病，柯萨奇病毒、孤儿（Echo）病毒和脊髓灰质炎病毒是最常见的引起心肌炎的病毒，其中柯萨奇病毒占到了

30%～50%。病毒性心肌炎患者的临床表现取决于病变的广泛程度和部位，轻者可完全没有症状；多数患者发病前1～3周有病毒感染的症状，如发热、肌肉酸痛、恶心、呕吐等，随后可出现心悸、胸痛、呼吸困难，严重者可出现晕厥。所以如果在发热后几周出现的心悸，要及时排除病毒性心肌炎的可能。

## ⑧ 什么是心脏瓣膜病？心脏瓣膜病变的危害是什么

心脏瓣膜病是指心脏瓣膜出现结构和（或）功能的异常。瓣膜就像是心脏内部的门，包括了二尖瓣、三尖瓣、主动脉和肺动脉瓣，瓣膜开放使血液向前流动，瓣膜关闭则防止血液反流。瓣膜狭窄，使心腔压力负荷增加，瓣膜关闭不全，使心腔容量负荷增加。

## ⑨ 哪些常见原因会导致心脏瓣膜病

二尖瓣狭窄最常见于风湿性心脏病，二尖瓣关闭不全可见于风湿热、腱索断裂、感染性心内膜炎、二尖瓣黏液样变性和缺血性心脏病等。主动脉瓣狭窄的病因有三种，先天性病变、退行病变和炎症性病变；主动脉瓣关闭不全主要由于主动脉瓣瓣膜本身的病变和主动脉根部疾病所致。

# 第八章 心血管病患者四季养生之道

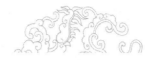 为什么中医认为四季有不同的养生之道

对于养生，中医也有一个独到的说法，叫作"道法自然"，这原本来源于道家的思想，引用到中医层面，也就是人的养生要顺应自然界的变化规律。这就牵涉到了中医的整体观，这个整体观首先认为人是一个整体；其次，中医还认为人和自然界也是一个整体。《黄帝内经》认为人是"以天地之气生，四时之法成"，因此，人和自然界是一个整体，自然界的很多现象在人体上都会有相应的体现。比如自然界有春、夏、长夏、秋、冬气候的变化，人体内的阴阳之气会受其影响而产生相应的生、长、化、收、藏的变化，而人体的五脏也有其所对应的季节，肝应春、心应夏、肺应秋、肾应冬、脾应长夏。一个月里，月亮的阴晴圆缺对人体气血的运行也有一定的影响；一天之内，太阳的变化和人体内阳气的盛衰也相互对应。因此，养生也要顺应自然的变化规律，才能够达到应有的效果。

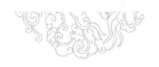 什么是情绪亚健康

人常见的情绪状态主要有快乐、愤怒、忧愁、焦虑、恐惧、厌恶等，这些情绪里面，大多数都是负面的。这种不良的情绪状态可能是由于经历或者目睹了一些事情引发的，比如一个人曾经遇险这种情况，但这些负面情绪是

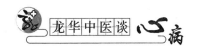
暂时的，经过一段时间，诱因被消除了，这些情绪状态也会跟着慢慢地平复，心情重新恢复到平静的状态，而不会演变成心理疾病。然而，有些情况下，人们并不能够明确地意识到导致自己负面情绪的诱因，但是这种不良情绪却难以消除，会像影子一样伴随自己很长一段时间，于是有专家就提出了一个概念来概括这种情绪状态——情绪亚健康。

情绪亚健康和身体的健康状况是紧密联系的。比如，我们都知道，一个高血压的患者在和别人争吵以后，由于情绪很激动，会满脸通红，血压也比之前明显地升高了，这其实就是不良情绪的危害，因为它是不可预知的，没有人出门的时候知道自己会跟人吵架，而这种情绪往往也难以控制，所以才会有"气昏头"这个说法。

所以，调整好情绪状态是一件很不容易的事情，不是一句"想开点"就真的能立马想得开的，情绪亚健康的人自己就十分痛苦，并非他们真的想时时处于焦虑、抑郁、急躁等不良情绪的包围之中。其实很多时候往往是主宰情绪的脏腑先出现了亚健康，进而导致了情绪亚健康，所以，只有调理好脏腑，才能真正赶走这些负面情绪。

## 3 心血管病患者春季如何养生

历代医家在主张顺应四时自然变化进行脏腑调养的理论中，对于春季养生尤为重视，因为春季养生是四时养生之首，对于一年的身体调养都十分重要。

《素问·四气调神大论》曰："春三月，此谓发陈。天地俱生，万物以荣，夜卧早起，广步于庭，被发缓形，以使志生，生而勿杀，予而勿夺，赏而勿罚，此春气之应，养生之道也。"这段话的意思是，春天的三月，是草木发芽、枝叶舒展的季节。在这一季节里，天地一同焕发生机，万物因此欣欣向荣。人应当晚睡早起，多到室外散步；散步时解开头发，舒展肢体，用以使情志宣发舒畅开来。天地使万物和人焕发生机的时候一定不要去扼杀，对天地赋予万物和人焕发生机的权利一定不要去剥夺，对天地勉励万物和人焕发生机的行为一定不要去破坏。这乃是顺应春气、养护人体生机的法则。由此可见，春季是四季中阳气渐渐旺盛的季节，孕育着万物的生长，心血管病患者在春季里也应该让自己充满朝气，为一年的养生计划打好基础。

## ④ 心血管病患者春季怎么吃

春季是人体气血升发的季节，犹如种子发芽，《素问·脏气法时论》中曰："肝主春……肝苦急，急食甘以缓之。""肝色青，宜食甘，粳米、牛肉、枣、葵皆甘。"这两段话的意思是说肝旺于春，肝为风木之脏，如同树木一般喜条达而恶抑郁，故宜食辛味之物，如粳米、牛肉、枣、葵等，辛性发散，能开腠理而通津液，从而调畅气机；《素问·脏气法时论》中也有记载："肝欲散，急食辛以散之，用辛补之，酸泻之……黄黍、鸡肉、桃、葱皆辛。"

中医认为"春日宜省酸增甘，以养脾气"，这是因为从五行对应关系来看，春季属木，五脏中对应肝，故春季为肝气旺之时，肝气旺则会影响到脾。所以，春季容易出现脾胃虚弱的病症。而酸属肝，因此多吃酸味的食物会使肝气偏亢，故春季饮食调养宜选辛、甘温之品，忌酸涩，甘味属土，故食甘味能培护脾土以防肝克脾。《四时摄养篇》中也有："当春之时，其饮食之味宜减酸增甘，以养脾气。春月肝木味酸，恐木克土，脾受病，故宜养脾。"认为酸味入肝使肝木旺，木旺则克土太过，可使脾受病；而甘入脾，益脾气，则可补土以抑木，故在饮食的味道上应减少酸味，增加甘味。

## ⑤ 春季养生可以吃温补的食物吗

《素问·四气调神大论》记载："春夏养阳，秋冬养阴。"春季正是自然界气温上升，阳气逐渐旺盛的时候，此时养生宜侧重于养阳，才能顺应季节的变化。根据春季人体阳气宜升发的特点，可选择平补和清补之品，而避免温补之品，毕竟春季自然界阳气逐渐旺盛，如果一味进补温热之品，往往会导致助阳生热，反而损伤人体，出现一系列上火的症状。平补的饮食可以选择谷类、豆类、水果等和果仁类食物，而偏于温热体质的人可以选择一些性偏凉的食物来清补，比如梨、莲子、藕、百合等。《素问·上古天真论》提倡"食饮有节""饮食自倍，肠胃乃伤"，因此，春季饮食养生还要做到饮食有

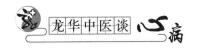

节，清淡可口为宜，忌食肥甘厚腻、生冷的食物，以顾护胃气。

### ❻ 心血管病患者春季要如何调摄情绪

春季是抑郁症、焦虑症等各种心理疾病和精神障碍的高发季节，很多人到了春天都会出现心情压抑、犯困、食欲不振、心浮气躁等情绪的亚健康状态，因此，在春天调节好自己的情绪状态，对于养生而言十分重要。春季是发陈的季节，人体阳气经过了整整一个冬季的潜藏，需要在春日舒展、发泄出来，才不会有气机郁滞之患。春属木，与肝相应，春气主升，肝主疏泄，木曰曲直，性喜条达，也就是说肝气和树木一样，需要升发和舒展。《素问·六节藏象论》曰："肝者，罢极之本，魂之居也，通于春气。"因此，春季的情绪养生贵在调畅情志，养升发之阳气，如《素问·四气调神大论》中所说："生而勿杀，予而勿夺，赏而勿罚。"其意是在春季要使精神愉快，胸怀开阔，保持万物生机。春季与肝相应，因此，春季人尤其要注意让自己的情绪保持平和，不要让不良的情绪状态损伤肝气。

那么，如何在春天赶走抑郁、焦虑、烦躁等不良的情绪呢，仅仅一句"保持心情舒畅"显然是远远不够的。首先是适当地运动。运动有利于振奋精神、调节情绪，不仅可以使烦躁的情绪得到释放，而且可以提高机体的免疫力，在改善机体亚健康状态的同时，对调节情绪也很有帮助。其次是多晒太阳。天气好的时候，多参加一些户外活动，晒晒太阳，阳光具有改善心情的作用，能减少负面情绪。还有多与外界交流，在情绪抑郁、焦虑不安的时候，多与周围的朋友聊聊天，将情绪倾诉出来，独自感怀不如寻求帮助。同时，可以选择一些调节情绪的食物，如香蕉含有的泛酸等成分是人体的"开心激素"，能减轻心理压力，缓解紧张；洋葱含有的 B 族维生素可以舒缓心情，平复急躁的情绪；牛奶具有镇静、缓和情绪的作用，可以帮助减少紧张、暴躁和焦虑的情绪。

### ❼ 心血管病患者春季如何调节起居

《黄帝内经》认为，春三月应当要夜卧早起，这里的"夜卧"，指的是顺应日落的规律。春天到了，阳气开始复苏了，一天当中白天阳气来得比冬天要早，夜晚到得要晚一些，所以相比于冬季要适当地推迟入睡的时间，但不是提倡熬夜的生活习惯，否则容易加重身体的疲劳感，诱发"春困"。因此，春季的起居养生同样要注重晚上不要睡得太迟，早上要早起，以适应自然界的阳气升发的规律。春季有了良好的休息睡眠，人体才能得到调整和补充，减少白天的困倦。

## ⑧ 老百姓常说"春捂秋冻"，心血管病患者应该怎么做

初春之际，极易出现乍暖乍寒的情况，因此春季的生活起居及作息安排上应以"去寒就温"为原则，传统养生理论强调"春捂"。《寿亲养老新书》指出："春季天气渐暖，衣服宜渐减，不可顿减，使人受寒。"这是因为人们刚刚度过"冬藏"阶段，代谢功能、抗病能力较低。强调"春捂"正是为了使人在体内产热量下降后免遭春寒侵袭。春暖花开，过早地减少衣物，一旦寒气袭来，会使血管痉挛，血流阻力增大，影响机体功能，造成各种疾病。《备急千金要方》也有"春天不可薄衣，令人伤寒、霍乱、食不消、头痛"的记载。清代养生家石成金认为"春时天气顿暖，不可顿减棉衣，须一重重渐减，庶不致暴寒"。所以，到了春季不要急着减少衣物，尤其是老年人、儿童和免疫力低下的人群，因为春天人体的皮肤腠理会变得疏松，这个时候一旦受凉，邪气更容易侵袭人体，导致各种疾病的产生，尤其春季是各种流行病的高发季，更应注意保暖，保持"春捂"的习惯。尤其是清晨与夜晚，穿衣、盖被切不可骤减，以保存阳气，增强抵抗力。在《备急千金要方》中还主张春时衣着宜"下厚上薄"，这样可以做到既养阳又收阴。《老老恒言》亦有"春冰未泮，下体宁过于暖，上体无妨略减，所以养阳之生气。棉衣不可顿加，少暖又须暂脱"的记载，认为春寒之气容易损伤肢体末梢，因此尤其要注意下肢的保暖，这样才能护养阳气；棉衣也不可以过早地脱去，一旦感觉寒冷，就应该赶紧加衣物。

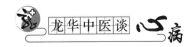

## 9 心血管病患者春季可以运动吗

春季天气转暖，万物复苏，人体各脏腑器官的功能也相应地开始恢复生机。运动不仅能舒张筋骨，畅通血脉，增强机体免疫力，有利于身体健康，而且能使人精神振奋，心旷神怡，有益于心智发展。

《孙真人摄养论》中记载春季的运动应当"小泄皮肤微汗，以散玄冬蕴伏之气"。春天的运动应采取有助于阳气升发、强健各脏腑机能的方式，如散步、郊游、放风筝、打太极拳、八段锦、易筋经等。散步是一种最简单又有效的锻炼方式，散步不拘形式，宜以个人体力而定速度快慢，时间的长短也要顺其自然，应以见微汗为度，而不宜出汗太多，反而耗伤阳气。老年人以缓步为好，步履缓慢，行步稳健，每分钟行 60～70 步；快步适合于中老年体质较好者和年轻人，每分钟约行走 120 步左右，散步的同时可配合擦双手、揉摩胸腹、捶打腰背、拍打全身等动作，以利于疏通气血，生发阳气。

## 10 心血管病患者夏季如何养生

不同于冬季的闭藏，夏季的养生之道贵在一个"放"字，如同树木在夏季开枝散叶，郁郁葱葱一般，人也应该去适应阳气旺盛的气候，不违背自然界的气候变化规律，不要拒绝阳光的照射和躲避炎热的气候。并不是要让人在烈日当空的时候曝晒在阳光之下，而是告诫人们夏季的养生之道不应是一味地避热就凉。尤其是现代社会，人们往往依赖于空调、汽车、风扇等先进的设备，整个夏天几乎不出一点汗，然而紧接着很多所谓的"空调病"就出现了。这是因为人的机体功能在没有空调的时代就已经形成了，夏季为了可以与自然界旺盛的阳气相交通，所以人的腠理都处于疏松状态，毛孔张开，这个时候如果感受了寒冷之气，就会导致疾病的发生。可见，不论哪个季节的养生，顺应天时都十分重要，不要因为现代生活的舒适惬意就轻易地忽视了很多养生的古训，毕竟远在第一次工业革命之前，人体的各项机能就已经形成了。

## 11 心血管病患者夏季怎么吃

立夏一过，就意味着炎夏即将来临，清热消暑自是成了重中之重，然而，除了清热之外，夏季的饮食还有很多讲究。唐代药王孙思邈所著《备急千金要方》曰："夏七十二日，省苦增辛，以养肺气。"中医五行学认为，夏时心火当令，而苦味食物尽管有清热泻火、定喘泻下等功用，然而心火味苦，也就是说过多摄入苦味之物易使心之阳气过于亢盛；从五行对应五脏的生克关系来看，心火克肺金，过于旺盛的心火会使肺受病，而多食辛味食物则能养肺气。如香菜、芥菜、胡椒、洋葱、淡竹叶、生姜、油胡桃、茴香等都属辛味之物。

除了省苦增辛之外，还应该选择一些酸味的食物，酸味的收敛之性不仅治疗心气涣散不收，而且固护肌表，汗为心之液，酸味食物可以防止汗出过多耗伤心气。柠檬、乌梅、酸枣仁、石榴皮、山楂、橙子、猕猴桃、马齿苋等都属于酸性的食物，适宜于夏天食用。

夏季的饮食宜清淡，并且注意要补充充足的维生素，可以多吃一些富含维生素的蔬菜、瓜果，如西红柿、青椒、冬瓜、西瓜、杨梅、甜瓜、桃、梨等；其次还要注意补充水和无机盐，特别是要注意钾的补充，豆类或豆制品、水果、蔬菜等都是钾的很好来源；此外，多吃些清热利湿的食物，如西瓜、苦瓜、桃、乌梅、草莓、西红柿、黄瓜等都有较好的消暑作用。尽管夏季不宜大肆进补，但也需要适量地补充蛋白质，可以选择鱼、瘦肉、蛋、奶类等，都含有丰富的优质蛋白。

## 12 人到了夏季为什么容易烦躁

现代研究发现夏季烈日炎炎，高温逼人，易使体内肾上腺素及去甲肾上腺素分泌增加，导致大脑兴奋性过高，引起焦虑，出现烦躁不安、易怒等不良情绪状态，这就是心理学家常说的"情绪中暑"（也称"夏季情感障碍症"）。研究表明，人的情绪与气候有密切关系，尤其当气温超过35℃、日照超过12小时、湿度高于80%时，气候条件对人体下丘脑的情绪调节中枢的影响就明显增强。归纳起来，主要有四种症状：一是情绪烦躁，动辄发火；二是内心

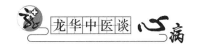

烘热，思维紊乱，不能安下心来思考问题，健忘；三是情绪低落，对什么都不感兴趣，此种情况早晨稍好，下午变坏，晚上更甚；四是行为异常，常会固执地重复一些生活动作，如反复洗澡、洗脸、洗手，甚至擦洗鼻子。这种夏季情感障碍的发生，除了与气温的变化有关以外，还与人出汗的多少，以及睡眠时间和饮食有关。因为这时人容易出汗，加上睡眠和食欲不好，使得体内电解质代谢产生障碍，因而影响大脑神经活动，令人发生情绪和行为方面的异常。

## 13 心血管病患者夏季应该如何调节情绪

心在五行中属火，火性躁动，炎热酷暑易扰心神，易使人情绪激动，烦躁易怒，而焦躁激怒又易致心火内生。而长时间的急躁情绪，会打破身体平静的稳态，容易导致血压、血糖升高，引发消化道功能紊乱、心律失常、动脉硬化等慢性病变。

那么，在夏季要如何赶走这些不良的情绪呢，除了精神调摄，努力做到内心恬淡从容，正确地释放情绪之外，还需要有充足的睡眠，睡眠不足，心情会变得急躁。故夏季尤应给自己安排一个严格的睡眠时间，一般来说，夏季最佳就寝时间为22：00～23：00，最佳起床时间为5：30～6：30。另外也可以选择一些对情绪有调节作用的食物和药材，来帮助情绪"消暑"。如睡前喝一杯牛奶能够舒缓情绪，提高睡眠质量；百合具有养阴润肺，清心安神的功效，尤其适合夏季的时候食用，既可以清热去火，又可以舒缓紧张、急躁的情绪；五味子善于敛肺止汗，涩精止泻，生津止渴，宁心安神，不仅可以缓解大量出汗所致人体阴液的耗伤，还具有安神的功效。

夏季万物欣欣向荣，人们应对外界事物充满浓厚的兴趣，开阔胸襟，使精神饱满；培养广泛的爱好，将不良的情绪转移到有意义的活动中去，使气机得到适度的宣泄，以保持愉悦平和的心境，才能远离"情绪中暑"，安然度夏。

## 14 心血管病患者在夏季应如何调节起居

夏季是夜短昼长的季节，太阳升起较早，故人们亦应早些起床，以顺应自然界阴阳的升降变化规律。但是这里的"夜卧"，也不应超过子时，《老老恒言》载："时至子，阳气渐长，熟睡所以养阴也。"子时天地万物皆应处于安卧、修养状态，若清醒，不仅伤"阳"，而且不利于养阴，所以晚睡不能超过子时。

夏季昼长夜短。由于气候炎热，难以入睡，人们往往睡得很迟，通常表现为睡眠时间不足和睡眠质量不高。因此，午睡在夏季尤其重要，不仅有利于补足必需的睡眠时间，使机体得到充分休息，恢复体力，消除疲劳，提高午后的工作效率，同时经过短暂的休息，还可增强机体的防护功能，有效地防止中暑。

中医认为，一年之中心主夏季，一日之中午时与心相应，适度的午休有益于养心。午睡是一种很好的养生方式，但是也应该注意正确的午睡方法，首先应保持午睡环境的安静和清凉，避免直接吹电风扇和空调，注意腹部和胸背部的保暖，以防感冒、腹泻等疾病；其次要注意午睡的姿势，不宜俯卧或伏在桌子上午睡，俯卧或伏睡会压迫胸部，影响呼吸，使机体神经肌肉得不到放松休息，以侧卧或平卧为宜。除此之外，也不应该在吃完午饭后立刻躺卧，这样不利于食物的消化吸收。

除此之外，夏季不宜直对电扇或靠近空调器散风口纳凉，同时要注意胸背部和腹部的保暖。《老老恒言》曰："夏虽极热时，必着葛布短半臂，以护其胸背。"胸腹部为阴经所过之处，暑热当令，阴气易受损伤；背部为人体督脉所在，主一身之阳，外邪侵袭，首先伤及督脉的阳气，因此，保护胸腹部和背部，避免直接暴露于外，对于夏季的起居养生具有重要的作用。

## 15 心血管病患者夏季运动应注意什么

尽管夏季天气炎热，耗伤气阴，容易令人感到疲乏，但是适度的锻炼，可以使筋骨强健，气血通畅，才能有益健康。《养性延命录·教诫篇》载：

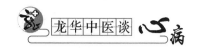
"能动能静，所以长生。""能中和者，必久寿也。"然而由于夏季生长旺盛的阳气作用于人体，使人易汗出，在发汗的过程中，阳气随汗而失，易致机体阳虚，因此夏季的锻炼应注意适当减少活动量，降低体耗，为避免日晒过多，宜在早晨和傍晚散步、慢跑、打太极拳、做健身操等，锻炼时间不宜过长，强度也不宜过大。游泳是夏季锻炼的好项目，既能健身又能纳凉，但是应避开中午及午后强烈日照时间，并且不宜在饭后或空腹时游泳。

## 16 心血管病患者秋季如何养生

秋季，自然界阳气渐收，阴气渐长，秋风劲急，气候干燥。人们起居调摄应与气候变化相适应，以免秋天肃杀之气对人体产生不良影响。秋天的三个月，是万物果实饱满、已经成熟的季节。在这一季节里，人应当早睡早起，跟鸡群同时作息。使情志安定平静，用以缓冲深秋的肃杀之气对人的影响；收敛此前向外宣散的神气，以使人体能适应秋气并达到相互平衡；不要让情志向外越泄，使肺气保持清肃。这乃是顺应秋气、养护人体收敛机能的法则。

进入秋季，气温开始降低，雨量减少，空气湿度相对降低，气候偏于干燥，人体也相应地容易出现各种"秋燥"的症状。秋气应肺，秋气与人体的肺脏相通，肺气太强，容易导致身体的津液不足，而秋季干燥的气候也极易伤损肺阴，两者共同作用，从而产生口干咽燥、干咳少痰、皮肤干燥、便秘等症状，重者还会咳中带血，因此，秋季养生贵在养阴防燥。

## 17 心血管病患者秋季怎么吃

入秋后，暑热渐消、秋风劲急，空气中水分减少，因此，秋季突出的特点是"燥"，可引起人体一系列生理变化，如皮肤、黏膜缺乏水分，易出现皲裂、鼻燥、唇干口渴、咽痛、喉痒、声音嘶哑、皮肤干燥、便秘、小便少等现象，甚至出现伤肺干咳不止或痰难吐出、痰中带血等症。

中医认为，肺为娇脏，喜润恶燥，秋季养生应少食辛辣香燥伤阴之物，注意养肺。防治秋燥最简单有效的方法就是"燥者润之"。用饮食疗法抵御燥邪，如银耳、甘蔗、燕窝、梨、芝麻、藕、菠菜、鳖肉、乌骨鸡、猪肺、豆浆、饴糖、鸭蛋、蜂蜜、龟肉、橄榄等。多食芝麻、核桃、糯米、蜂蜜、甘蔗等甘润之品，以生津养阴，润肺护肤，同时可适当多食一些酸味果蔬，食酸以收之。中医称"宜食麻以润其燥"。首先应当少吃一些刺激性强、辛辣、燥热的食品，如尖辣椒、胡椒等，应当多吃一些蔬菜、瓜果，如冬瓜、萝卜、西葫芦、茄子、绿叶菜、苹果、香蕉等。关于秋季的饮食养生要求，孙思邈有"秋辛可省便加酸"之说。他认为秋令是肺气当旺，而辛味能入肺助肺气，故应少吃葱蒜之类的辛燥食物，以免肺气过旺而克肝；同时多吃些酸味的食品，以养肝气，可以抵御肺气过旺的克伐。

## 18 心血管病患者在夏季过渡到秋季的时候饮食要注意什么

由夏到秋，气温下降，人体为了适应这种变化，代谢也发生变化，饮食过于生冷，会造成消化不良，易生各种消化道疾患。所以饮食上有"秋宜温"的主张，也就是说秋天应当避免光吃些凉和性寒的食物，应当多吃一些温性食物。秋季天气转凉，很多人都会选择在秋季进补，但是秋季的饮食也要注意适量，不能放纵食欲，大吃大喝，防止热能过剩。初秋时节，气温还比较高，相对比较干燥，进补也应以"清"补为主，以免过于温热之品加重秋燥。

除此之外，秋季是胃肠道疾病的高发季，立秋以后，天气虽然清凉，但是苍蝇的活力并不比夏天弱，若吃了被苍蝇污染过的食物，就会因胃肠道感染而发生腹泻。秋天，人们的食欲增加，又有大量瓜果上市，如果还像夏天那样随意食用，就会使脾阳受伤而不能运化水湿，出现胃肠道疾患，如下痢、便溏、完谷不化等。尤其是脾胃功能较为薄弱的人，对于生冷瓜果切勿大量食用，否则容易进一步损伤脾阳，发生腹泻。

## 19 为什么说秋季是抑郁症的高发季节

秋天固然天高云淡，硕果累累，令人愉悦，然而自然界的秋风、秋雨也常令人心生秋愁。尤其是老年人，他们常有萧条、凄凉、垂暮之感，如果遇上不称心的事，极易导致心情抑郁。

中医认为，"秋"对应五行为金、五脏为肺，五气为燥，五化为收，五志

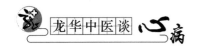

为悲。忧为肺之志，这是说忧愁、抑郁、压抑等情绪状态是由肺所主宰的，忧是一种不良的情绪活动，忧愁、抑郁、压抑等负面情绪都会耗伤人体内的气。由于肺是主气的脏器，因此过度的悲忧会导致咳嗽咯痰、气喘气短、声低懒言、神疲乏力等肺气亏虚的表现。反之，肺气亏虚的人也容易陷入悲伤、忧郁的情绪状态。抑郁情绪首先就表现在心境的改变，感觉无精打采，郁郁寡欢，对喜欢的事物失去原来的兴趣，经常感觉孤独，甚至是绝望感。轻者只是短期内的心境不佳，可能是由于一些事件引起的，一旦事情过去了，过一段时间就会恢复；而重者就可以出现长时间的忧伤、悲观、绝望情绪，并且无法找到明显的诱因，明明自己很痛苦，却又无法从这种状态中解脱出来。

## 20 心血管病患者秋季应该如何调节情绪

秋季在精神调养上也应顺应季节特点，以"收"为要，做到"心境宁静"，这样才会减轻肃杀之气对人体的影响，才能适应秋天的特征。秋季的精神养生应做到"使志安宁，以缓秋刑，收敛神气，使秋气平，无外其志，使肺气清，此秋气之应。"也就是说，以一颗平常心看待自然界的变化，或外出秋游，登高赏月，令人心旷神怡；或收敛心神，保持内心宁静；或多接受阳光照射，转移低落情绪。除此之外，多做一些户外运动，多与人交流、沟通，培养一些兴趣爱好，都可以改善悲观抑郁的情绪状态，这里的"收"指的是清心寡欲，而不是把情绪压抑在内心得不到宣泄。

在情绪的自我调摄之外，也可以借助一些调节情绪的食物，如柚子里面含有丰富的维生素 C，能够缓解压力；小麦能够给大脑提供营养，调节情绪；佛手具有疏肝解郁，理气和中的功效，都适合辅助调节情绪。

## 21 心血管病患者秋季如何调摄起居

在秋季三个月，秋风清肃，万物收藏，人的起居调摄应与气候相适应，才能避免秋天肃杀之气对人体的侵害。秋季天高风劲，应当使肺气收敛，因此睡眠应做到"早睡早起"，顺应自然界阳气消长的规律，睡眠时头向西卧为好。深秋时节气候较寒冷，不宜终日闭户或夜间蒙头大睡，要养成勤开窗通风，夜间露头而睡的习惯。保持室内空气流通，以减少呼吸系统的疾患。

## 22 古话常说"春捂秋冻"，心血管病患者到了秋季应不应该"冻"

所谓"秋冻"，通俗地说就是"秋不忙添衣"，有意识地让机体"冻一冻"。这样，避免因多穿衣服产生的身热汗出、汗液蒸发、阴津伤耗、阴气外泄等情况，顺应了秋天阴精内蓄、阴气内守的养生需要。此外，微寒的刺激，可提高大脑的兴奋，增加皮肤的血流量，使皮肤代谢加快，机体耐寒能力增强，有利于避免伤风等病证的发生。

但是"秋冻"要因人而异，心血管病患者由于其生理功能差，抵抗力弱，在进入深秋时就要注意保暖。若是气温骤然下降，出现雨雪，就不要再"秋冻"了，一定要多加衣服。同时，秋季天气多变，有寒热之异，温燥、凉燥之别，因此"秋冻"只是提醒人们不要过早地增加衣物，避免过暖导致毛孔开泄，阴精耗散，故秋季衣服的增减还是应该做到适时和及时。就如古语云："饮食以调，时慎脱著。""避色如避难，冷暖随时换。"指的就是要随时注意根据气候加减衣服，切勿盲目追求"秋冻"而导致感冒、腹泻等疾病的产生。

## 23 在秋季什么样的运动适合心血管病患者

秋季天高气爽，气候宜人，是运动锻炼的好时期。此时机体活动随气候变化而处于"收"的状态，阴精阳气也处在收敛内养阶段，所以心血管病患者在秋季的运动项目不宜过于剧烈。可选择登山、慢跑、骑自行车、散步、做操等运动方式，登山是一项集运动与休闲为一体的健身养生运动。登高可增强体质，提高肌肉的耐受力和神经系统的灵敏性。在登山的过程中，人体的心跳和血液循环加快，肺通气量、肺活量明显增加，内脏器官和身体其他部位的功能会得到很好的锻炼。此外，登高还有助于防病治病。患有神经衰弱、慢性胃炎、高血压、冠心病、气管炎、盆腔炎等慢性疾病的患者，在进行药物治疗的同时，配合适当的登高锻炼，可以提高治疗效果。

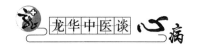

然而秋季昼夜温差大，锻炼时不可穿单衣去户外活动，应根据户外的气温变化来增减衣服。锻炼前一定要做好充分的准备活动，因为人体在气温较低的环境中，会反射性地引起血管收缩，肌肉伸展度降低，神经系统对运动器官调控能力下降，因而极易造成肌肉、肌腱、韧带及关节的运动损伤。锻炼时，衣服不宜一下子脱得太多，待身体发热后，再脱下多余的衣服。锻炼后也不要穿着汗湿的衣服在冷风中逗留，以防身体着凉。

## 24 心血管病患者冬季如何养生

冬季始于立冬，包括了小雪、大雪、冬至、小寒、大寒共六个节气。冬三月草木凋零、冰冻虫伏，是自然界万物闭藏的季节，人的阳气也要潜藏于内。因此，冬季养生的基本原则也当讲"藏"，由于人体阳气闭藏后，人体新陈代谢相应就较低，因而要依靠先天之本——"肾"来发挥作用，以保证生命活动适应自然界变化。冬季时节，肾脏机能正常，则可调节机体适应严冬的变化，否则，会使新陈代谢失调而产生疾病。因此，冬季养生很重要的一点是"护肾"。寒气内应肾。肾是人体生命的原动力，是人体的"先天之本"。冬季，人体阳气内敛，人体的生理活动也应有所收敛。此时，肾既要为维持冬季热量支出准备足够的能量，又要为来年贮存一定的能量，所以此时养肾至关重要。

## 25 心血管病患者冬季怎么吃

冬季的饮食应给人体提供丰富、足够的营养，热量要充足，并且食物应该是温热性的，有助于保护人体的阳气。例如肉类中的羊肉、牛肉、火腿、鸡肉；蔬菜中的辣椒、胡椒、大蒜、生姜、蘑菇、香葱、韭菜；果品中的胡桃、龙眼、栗子、大枣、杏脯、荔枝、橘子、柚子、松子等，既补充足够营养，又保护人体阳气。切忌食黏、硬、生、冷的食物，因为此类食物属阴，易使脾胃之阳气受损。不过脏腑热盛、上火或发烧时，可适当吃些凉性食物，但不宜过多、过量，以防损伤脾胃。冬季气候干燥，还需要注意多补充维生素，多吃一些富含维生素 A、维生素 $B_2$、维生素 C 的食物。维生素 $B_2$ 主要存在于动物肝脏、鸡蛋、牛奶、豆类等食物中；维生素 A 能增强人体的耐寒力，主要存在于动物肝脏、胡萝卜、南瓜、白薯等食物中；维生素 C 可提高人体对寒冷的适应能力，对感冒、高血压、动脉硬化及其他心脑血管疾病有良好的辅助治疗作用，可通过摄取新鲜蔬菜和水果，如白菜、油菜、菠菜、胡萝卜、豆芽，以及柑橘、猕猴桃等以补充。

尽管冬季是自然界阳气闭藏的季节，但是冬季养生也要因人而异。如果原本属于热盛之体，则在适当食用补阳食物和药材的同时，还要选择一些清热养阴之品，以免热盛化火，导致一系列上火症状的出现，这也契合了中医"善补阳者，当从阴中求阳"的观点。

## 26 心血管病患者冬季应该如何调节情绪

严冬之时，木枯草衰，万物凋零，人体的阴阳消长代谢也处于相对缓慢的水平，所以人在冬季易出现各种情绪问题，比如冬季发生情绪抑郁、懒散嗜睡、昏昏沉沉等季节性情感失调症的表现。

所以，在冬季要注意保养心神，在出现恼怒、悲伤、抑郁、紧张、焦虑等不良情绪时应做到"不住于心"，尽快地自我调整心态，远离负面情绪的侵扰。冬季应该避免长时间待在室内，应该多到户外活动、晒太阳。当阴雨天或早晚无阳光时，尽量打开家中或办公室中的全部照明装置，使屋内光明敞亮，人在这种光线充足的条件下进行活动，可调动情绪，增强兴奋性，减轻或消除抑郁感。其次，当冬季出现阴天、雪天之时，人们应增加糖类摄入，以提高血糖水平、增加活力、减轻忧郁。另外，还应该到室外空气清新、场地宽敞的地方散步、跑步、练太极拳、跳健身操等，都能调动情绪、缓解抑郁状态。此外，多与人交流、培养一定的兴趣爱好、听听音乐等都会帮助改善不良的情绪状态，保持乐观、豁达、平和的心境。

除了情绪的自我调整之外，也可以借助一些改善情绪状态的食物，如芹菜、菠菜都富含 B 族维生素，有利于身体产生多巴胺及维持好心情的激素；香蕉含有的泛酸等成分是人体的"开心激素"，能减轻心理压力，缓解紧张；柚子、柠檬、橘子含有的维生素 C 则能够舒缓压抑的情绪。以上这些都是不

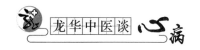 

错的养心食物。

 **心血管病患者在冬季如何调摄起居**

冬季三月，昼短而夜长，根据天人相应的养生之道，人的起居作息也应当顺应人体养精固阳的需要。自然界的阴气在入夜后逐渐加重，在子时达到最盛，所以早睡可以保养人体阳气，保持温热的身体，而迟起可以固摄人体的精气，待到日出后，自然界的阳气逐渐兴盛，这时候起床，就可以避免外界的阴寒之气损伤人体阳气。

随着气温的逐步降低，空调的使用率也在不断提升。从保健的角度看，冬季使用空调时，至少要注意两个问题：首先，室内外温差不宜过大，最好保持室内比室外高8℃。如果室内外温差过大，人在骤冷骤热的环境下，容易伤风感冒。对于心血管病患者而言，室内外温差更不能过大。因为室内温度过高，人体血管舒张，而这时要是突然到了室外，血管猛然收缩，会使老人和高血压患者的血液循环发生障碍，极易诱发心脑血管意外。其次，开空调时紧闭门窗，时间长了会导致室内缺氧，细菌、病毒也会趁机大量积聚，因此，空调每次开两个多小时就应该停下来，并开窗通气。因为空调房间密封性强，室内外空气无法交换，室内空气中细菌、病毒等有害微生物容易滋生繁衍，空气质量较低，长此以往，容易降低人体自身免疫功能，还易受病菌感染而生病。

冬季养生要注意头部的保暖，头部受到寒冷刺激，会引起脑血管的收缩，头部肌肉的紧张，易引起头痛、感冒、血压升高，甚至增加中风的风险。冬季养生还应注意足部的保暖，因为人的双足离心脏的距离最远，末梢血液循环较差，加之双脚的皮下脂肪较少，防寒保温能力差，故有"寒从脚下生"之说。历代养生家均把睡前用热水洗脚作为养生祛病、延年益寿的一项措施。热水洗脚与足底按摩，可疏通经脉，促进血行，有利于消除疲劳，安神助眠。

**心血管病患者冬季如何运动**

适当的体育锻炼可以促进血液循环，舒展筋骨，增加机体的热能，增加机体抵御疾病的能力。然而冬季的运动首先要注意防寒保暖，避免在风雪天气到室外锻炼，也不宜在太阳升起之前或者夜晚到室外锻炼，以防耗伤阳气。锻炼的强度也以微微出汗为宜，慢跑、散步、打太极拳、骑自行车、跳健身操等都是不错的选择。